中 医 小 妙 招 丛 书

一药一食
小妙招

主编／王富春　王朝辉
编委／张娇娇　许　娜

中国中医药出版社
·北　京·

图书在版编目（CIP）数据

一药一食小妙招 / 王富春，王朝辉主编 . —北京：中国中医药
出版社，2016.8
（中医小妙招丛书）
ISBN 978-7-5132-3108-4

Ⅰ. ①一… Ⅱ. ①王… ②王… Ⅲ. ①食物疗法 Ⅳ. ① R247.1

中国版本图书馆CIP数据核字（2016）第011330号

中国中医药出版社出版
北京市朝阳区北三环东路28号易亨大厦16层
邮政编码 100013
传真 010 64405750
北京瑞禾彩色印刷有限公司印刷
各地新华书店经销
＊
开本 880×1230 1/32 印张 6.5 字数 145 千字
2016年8月第1版 2016年8月第1次印刷
书 号 ISBN 978-7-5132-3108-4
＊
定价 20.00元
网址 www.cptcm.com

如有印装质量问题请与本社出版部调换
版权专有 侵权必究
社长热线 010 64405720
购书热线 010 64065415 010 64065413
微信服务号 zgzyycbs
书店网址 csln.net/qksd/
官方微博 http://e.weibo.com/cptcm
淘宝天猫网址 http：//zgzyycbs.tmall.com

拉肚子，好难受。经期小腹痛，好痛苦。生产后，乳汁少怎么办？脚臭，好尴尬。没关系，《一药一食小妙招》帮助您！一味中药讲养生，帮您轻松搞定生活中常见小毛病。你听过名医的小故事和中药的小典故吗？

"三月茵陈治黄痨，四月青蒿当柴烧"

一日傍晚，名医华佗一手拎着药囊，一手拿着摇铃，匆匆向沛城赶路。忽听见有人叫："先生！先生！"华佗立即停住脚步，朝招呼他的人一看，顿时惊住了。

这个红光满面、精神抖擞的农家兄弟不正是曾患了黄痨病，春天向自己求医的那个人吗？患了这种病的人十有九死啊！华佗诧异地问道："魏家兄弟，这半年，你请了哪里的神医治病？吃了什么神丹妙药呀？"那人赶忙答道："先生，天底下谁不尊敬先生是神医？先生嘱咐我静养，我本该照办，无奈，我肚子都填不饱，哪有条件静养啊！"

华佗沉吟不语。那人又说道："不瞒先生说，这一年春天，我哪天不是上山坡，下河滩，钻田野，多亏挖野菜充饥，如果一天没吃的，就挨不过去呀。"华佗听到这里，心里猛然一动。他一向十分重视中草药治病的特殊功用，便问："魏家兄弟，烦你带我去见识见识你常挖食的野菜好吗？"于是那人便带着华佗一起上了山坡。

两人来到一处山坡，那人指着坡上一种蒿草

说:"我常吃的就是它。"华佗俯身细看,见那蒿草叶子像羽毛,叶片上长着浓密的白色茸毛,其花呈管状,淡紫颜色。华佗看了一会儿,挖了一篮子蒿草,两人一同下山去了。

华佗把蒿草洗净,分送给黄痨病人服用,但没有一人见效,他十分奇怪,又去问魏家兄弟。那人说:"就是这种草,不过是春天吃的。"华佗恍然大悟,点头吟道:"春二三月地气生,万物更新万物来。"第二年春天,华佗用新采的这种蒿草给黄痨病人服用,这下就灵验了。华佗经过多次试验,验证了二、三月的蒿草的幼嫩茎叶药效最佳。这种幼嫩的茎叶,密披灰白色毛茸,绵软如绒茵,气味清香,他便给它取名"茵陈蒿",还编了一首"茵陈蒿歌":"三月茵陈四月蒿,传于后人须记牢。三月茵陈治黄痨,四月青蒿当柴烧。"

相信看了这个小故事,你也跃跃欲试地想要学一些中药治病的小妙招了吧。中医治疗疾病讲究的是整体观念,天地人合一,阴阳气血自然调和,中医中药是祖国医学的"瑰宝",我们应不忘先祖,继续传承。

现代人的生活节奏之快,以及食品卫生的安全问题,不断影响着我们的生活质量,诸如疲劳工作、饮食不节、生活压力、情绪压抑等危险因素时刻都发生在我们身上。而随着社会的发展,人们也越来越能够正确地认识很多生活常见疾病。所以本书选取的都是现代生活中最常见的疾病。选用单味中药巧治疾病,轻松解决生活"小毛病",并具有"简、便、验、廉"的特点。用通俗易懂的语言,更贴近大众百姓,亲切的词汇一定会使你对本书爱不释手。同时,本书受众面广,不仅可以作为中医爱好者、中老年健康保健者的业余生活读物,也可以作为青年医师、医学生的课外拓展读物。

王富春
2015 年 9 月

目录

一药一食小妙招

"小案例"

在东北，四月份昼夜温差比较大，是感冒的多发季节，尤其是体质差的小朋友。2 岁的小浩辰这几天就因为在外面玩耍着了凉，出现了发烧、流清涕的症状。妈妈带他来到中医儿科门诊，经医生诊断为感冒轻症。医生并没有给孩子开药，而是嘱咐浩辰的妈妈回家后，用生姜切片配红糖、葱白熬成姜汤给孩子服用，以汗出为宜。服用 3 天后，症状痊愈，同时避免了服用西药带来的副作用。

"小妙招"——生姜治疗感冒有妙用

感冒轻症是由于机体感受了风寒，风寒外束肌表，人体的阳气被郁闭，故出现发热，流清涕的症状。生姜，性温，具有发散风寒以治疗感冒，温暖脾胃以止呕，温暖肺脏以止咳的作用，加上红糖、葱白，治疗感冒的作用更强。此外，生姜还有很多作用，例如民间有"早上三片姜，赛过喝参汤""十月生姜小人参"之说，还有"每天三片姜，不劳医生开处方"的谚语。另外，用生姜浓缩萃取液或者直接用生姜涂抹头发，可以使头部皮肤血液循环正常，可促进头皮的新陈代谢，活化毛囊组织，能有效地防止脱发、白发，能刺激新发生长，并可抑制头皮痒，强化发根。

"小提示"——适用病症

● 生姜用于解除表证，可作为预防感冒用药，配合红糖煮沸，适宜发汗，但作用较弱，故适用于感冒轻症。

● 生姜适用于风寒感冒轻症，感冒重症及风热感冒不宜使用。

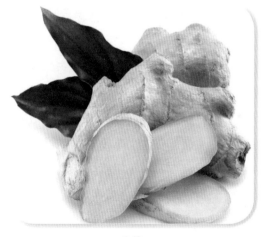

生姜

② 风热感冒

"小病例"

　　夏季吹空调易患风热感冒。炎热的夏季，室内气温低，室外气温较高，这样一冷一热，就容易患上风热感冒。这不，办公室文员小赵这几天，出现了发热、头痛，还伴有鼻流黄涕的症状。由于平常对中药有所涉略，因此自行买了一些薄荷代茶饮，大致服用一周后，上述症状有了明显好转。

"小妙招"——风热感冒用薄荷

　　风热感冒症状表现为发热重、微怕风、咽喉红肿疼痛、咳嗽、痰黏或黄、鼻塞流黄涕、口渴喜饮、舌尖边红、苔薄白微黄等。风热感冒多见于夏秋季，因外感风热所致。薄荷，性寒，具有发散风热、清利咽喉、透疹解毒、疏肝解郁和止痒等功效，适用于感冒发热、头痛、咽喉肿痛等症，外用有轻微的止痛作用，可用于神经痛等。薄荷具有医用和食用的双重功能，主要食用部位为茎和叶，也可榨汁服。在食用上，薄荷既可作为调味剂，又可作香料，还可配酒、冲茶等。此外，薄荷在肠道内亦有较好的祛风作用，能减轻肠充气、弛缓肠肌蠕动，具有减缓肠疝痛的作用。

"小提示"——适可而止

● 薄荷苦寒，易伤阳气，故不宜长期使用。脾胃虚弱易腹泻者不可多食或久食。

● 大量食用薄荷可导致失眠，但小剂量食用却有助于睡眠。

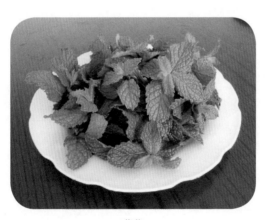

薄荷

"小病例"

脾胃虚弱的人易患胃肠感冒。其中，最常见的病因就是贪食寒凉食物损伤脾胃阳气，由于饮食不节制，容易引发该病。大学生小莉本身肠胃不好，爱吃冷饮的她，有一天连吃了几根雪糕，引发了胃肠感冒，出现了发热、呕吐、腹泻的症状。同学把她送到附近的中医诊所，医生检查过后仅开了一味中药——香薷（60g），沏泡凉服。服用了3天后，上述症状就消失了。

"小妙招"——香薷治疗胃肠感冒显奇功

香薷，性微温，能够通过发汗的方式来治疗感冒，还能疏通胃肠之气，另外还有通过利小便的方式达到消肿的作用。《本草纲目》记载："世医治暑病，以香薷饮为首药。然暑有乘凉饮冷，致阳气为阴邪所遏，遂病头痛，发热恶寒，烦躁口渴，或吐或泻，或霍乱，宜用此药，以发越阳气，散水和脾……盖香薷乃夏月解表之药。"故能治疗夏季感冒和胃肠感冒。此外，用香薷10g、大米100g、白糖适量，将香薷择净，放入锅中，加清水适量，水煎取汁，再加大米煮粥，待熟时调入白糖，再煮一二沸即成，每日1～2剂，连续服用3～5天，可治疗夏季感冒兼有中暑之症。香薷适用于夏季外感于寒、内伤暑湿所致的暑湿感冒，水肿，小便不利等。

"小提示"——预防为关键

● 预防胃肠性感冒其实很简单，多喝水，多吃新鲜的蔬菜水果，多吃易消化的食物，避免过多食用寒凉食物，经常开窗使房间空气流通，少去人多拥挤的公共场所。

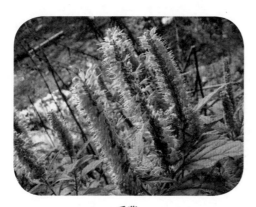

香薷

"小案例"

　　鼻塞是感冒之后最常见的症状之一，让许多人不胜其烦。阳春三月，乍暖还寒，忽冷忽热的天气，加上空调开放的工作环境，让年轻有为的白领阿林感染了风寒，鼻子不通气，还引发了失眠、头痛，严重影响了工作和休息。同事老韩知道后，告诉阿林，用葱白煮水熏鼻子，效果不错。阿林回到家后，按照老韩教的方法，用葱白水熏蒸鼻腔，果不其然，立刻见效了！

"小妙招"——葱白巧治鼻塞

　　葱作为日常膳食的调味品，有着"和事草"的雅称。其中，葱白作为常用中药，性味辛温，能够发汗以解除表证，疏通人体阳气以发散风寒，可温通鼻窍，对于伤风感冒、鼻炎等引起的鼻塞不通效果甚佳。此外，对于着凉引起的疼痛也有上佳的疗效。

"小提示"

● 选取新鲜大葱两根，去掉根、叶，洗净，切段，入清水煮烂，用葱白水熏蒸鼻窍，起效迅速。

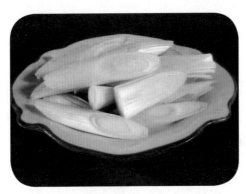

葱白

5 咳嗽

"小病例"

感冒多见于免疫力低下的小儿和老人，也属于西医学中的呼吸道感染、急慢性支气管炎发作等呼吸系统疾病。老赵感冒1周了，除发热以外，这几日症状加重，并伴有咳嗽、咳黄痰、口渴、小便黄等症状，老伴陪着他到医院就诊，医生告诉他们，这是因为初起感冒没有得到治疗，肺中有热，所以才会出现一系列症状，于是医生给他开了一味"黄芩"，用水煎服，每日1次。老赵回家后，连续服用1周后，身体逐渐好转。

"小妙招"——黄芩乃咳嗽的克星

咳嗽是由于肺内郁积热邪，肺气不能正常地升降出入，出现以咳嗽为主的一种证候。多见于免疫力低下的儿童及老人。黄芩，味苦性寒，对于因热邪导致的疾病有很好的治疗作用。如上呼吸道炎症、急性支气管炎、肺炎所致的咳嗽。此外，炒黄芩还可以安胎，尤其适用于因热邪引起的胎动不安。

"小提示"——中病即止

● 黄芩是一种寒凉的药物，因此，使用过多或使用时间过长，都会引起不良的后果，比如食欲减退、腹泻等。

● 咳嗽，一般都是由于其他疾病没有得到有效的治疗才会出现，因此，积极治疗原发病才是关键。

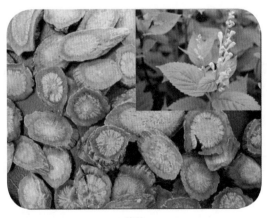

黄芩

6 咳嗽痰多

"小案例"

谭大爷有着二十多年的哮喘病史，咳嗽痰多已经伴随了他二十多年，更困扰了他二十多年，常年服药，还给谭大爷的经济上带来了不小的负担。后来在一位朋友的推荐下，谭大爷开始每天喝陈皮茶，一个多月下来，咳嗽痰多的症状得到了极大地缓解。谭大爷的痰少了，比以前更有精神了，脸上时常挂着微笑。

"小妙招"——陈皮轻松攻克多痰证

引起咳嗽痰多的因素复杂，当同时伴有体型肥胖，容易困倦，口中黏腻，容易出汗，口渴却不想喝水，胸闷，关节困重，大便不成形，舌边有齿痕等以痰湿为主要表现的症状时，就可以考虑选用陈皮茶来缓解症状。陈皮就是干燥的橘子皮，性味苦温，代茶饮时有橘子的香气，喝起来微苦回甘，有祛除体内湿邪和化痰的功效，专擅治疗以痰湿为主的痰多咳嗽证候。此外，对痰湿为主的胃胀、呕吐等问题，也有很好的疗效。可以作为生活中常备的药茶。

"小提示"

● 取广陈皮 10g，开水冲泡，每泡 200mL，代茶频饮。

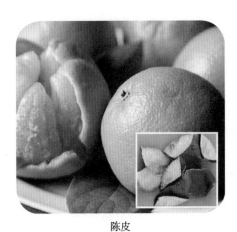

陈皮

7 咽痛

"小病例"

张女士是一名售货员，平日在超市上班，每天要与大量的顾客接触，向他们介绍商品，最近由于超市搞活动，顾客很多，张女士的工作任务加重，由于过于疲劳，她的身体抵抗力降低。一日清早起床后，张女士忽觉咽喉疼痛，吞咽时感觉困难不适，询问中医后，嘱其用山豆根水煎服，或磨成细粉冲服，坚持服用几天后，张女士的症状全部消失，又恢复了健康。

"小妙招"——山豆根治咽痛有奇效

山豆根味苦，性寒，用于治疗咽喉肿痛效果极佳。本品苦寒之性较甚，长于清热解毒以利咽消肿，为治疗咽喉红肿疼痛之要药。可单用本品煎汤含漱，或磨碎含咽。近年来这个药物的应用范围也逐渐扩大，除咽喉肿痛外，还可治疗牙龈肿痛及各种疮痛肿痛等。山豆根也可促进红肿的消退。药理学研究，它与苦参有很多相同的药理作用，如升高白细胞，抗心律失常等，所以山豆根在这方面与苦参用法相同。

"小提示"——不可过量

● 山豆的茎叶可入药也可作食疗，但不可过量。

● 对于植物药来说，山豆根的用量是比较小的，一般为 3 ~ 6 克。因为它大苦大寒，服用过量会引起恶心呕吐、头昏头痛、腹泻腹痛、四肢乏力、心悸胸闷等，甚至可发生更严重的中毒反应。这些反应，一部分是消化道的中毒反应，另外一部分是神经系统的轻微中毒反应。

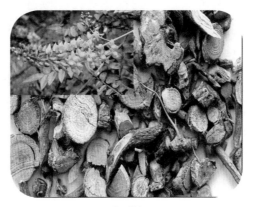

山豆根

"小案例"

上火最易引发咽喉肿痛。王先生最近因家庭琐事引发咽喉肿痛，几天下来，声音嘶哑，特别难受。他从一位中医朋友那里得知一个方子：金银花30g，开水冲泡，代茶饮。王先生坚持服用此方，一日便见效，三日之后痊愈。

"小妙招"——金银花巧治咽喉肿痛

金银花味甘，性寒，具有较强的清热解毒、降火利咽的作用。金银花对于咽部红肿热痛具有明显的治疗效果，可酌情加冰糖或蜂蜜饮用，或配上菊花当茶饮。金银花用量可根据病情酌情增减。此外，金银花还具有解暑、醒酒、清脑、解渴、清除体内有毒物质的功效，同时还有降脂、减肥、美容洁肤、预防衰老、延年益寿的功效。

"小提示"——不宜久服

● 金银花不宜冷饮，冷饮容易导致腹泻。因此，金银花泡水喝时应趁热饮用，才能更好地发挥效果。

● 用金银花泡水，冲泡两三次即可，隔夜后不宜再饮用。

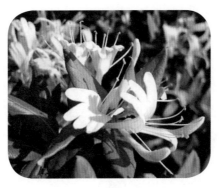

金银花

9 咯血

"小案例"

一提到咯血（即咳血），大家肯定会觉得比较恐怖，的确是这样的，因为往往是一些比较严重的肺系疾病后期才会出现咯血的症状。咯血虽然可怕，但是民间有一味中药专门治疗咯血。赵大姐原是一位肺结核患者，得病期间病情发展比较快，出现了咯血症状，经朋友介绍后服用了鲜小蓟汁。服用几天后咯血症状便减轻了，配合药物治疗1个月后，赵大姐痊愈出院了。

"小妙招"——小蓟善治咯血

小蓟味甘，性凉，有止血，解毒，活血化瘀，通利小便的功效。小蓟的别名是"刺儿菜"，一般生于荒地、草地、山坡林中、路旁、灌丛中、田间、林缘及溪旁。可用于治疗鼻子出血，吐血，尿血，便血，女性月经过多，外伤出血，痈疮红肿等。《本草图经》曰："生捣根绞汁服，以止吐血、衄血、下血。"此外，小蓟还有利胆、降低血中胆固醇的作用。另外，《广济方》中记载小蓟煎汤，日洗3次，可以治疗妇人外阴瘙痒。

"小提示"——服用鲜小蓟汁

● 小蓟治疗咯血的具体服用法：鲜小蓟洗净，切碎，布包绞汁，1次1大碗。

● 脾胃虚弱而无瘀血者禁止服用小蓟；禁止用铁器盛放小蓟。

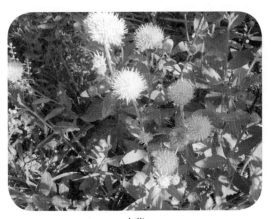

小蓟

"小案例"

王先生自年幼时便开始吸烟，几十年过去了，他已由支气管炎转变成了老慢支，近日咳嗽、呼吸困难症状加重，服用平时的药物已经效果不理想。他得知车前草能够治疗慢性支气管炎后，立即行动。每天用车前草煎汤煮鸡蛋，吃蛋喝汤，服用了5天后，感觉症状改善，但未彻底治愈。间隔一周后，他再次用前面的方法服用了5天，王先生多年的慢性支气管炎，如今不再困扰他了。

"小妙招"——车前草治疗慢性支气管炎有妙用

车前草，别名"当道"，味甘，性寒，有清热利小便，祛除血中热毒的功效。主要用于治疗小便不利，女性白带过多，暑湿引起的腹痛、腹泻，鼻子出血或身体其他部位的出血，尿血，眼睛红肿，咽喉肿痛，痈疮肿痛等。车前草治疗慢性支气管炎，其中服药2周者较服药1周者的疗效为佳，体质好的患者较体质差的患者疗效更显著。此外，车前草煎汤对咳嗽气喘疗效甚佳。幼嫩的车前草，是人们经常食用的野菜之一，也是青草茶的最佳原料之一，车前草富含胶质，食入后吸水膨胀，可促进肠道蠕动，治疗便秘，吃了会有饱足感。

"小提示"——煎服方法

● 车前草治疗慢性支气管炎，用车前草 50g，鸡蛋 2 个，将车前草加水 1000mL，将鸡蛋放入共煮，待鸡蛋煮热后，去掉蛋壳，放入药汤中再煮 10 分钟即可，吃蛋喝汤，每天 1 次，连用 5 天即可。如未彻底治愈，间隔一周后，可再用上述方法治疗 5 天。

● 车前草适用于湿热体质型患者（指肢体沉重，发热多在午后明显的体质）。

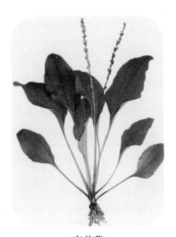

车前草

"小案例"

咽炎是一种常见的呼吸系统疾病，不易根治。燕燕是一名实习医生，值夜班时，经常睡眠不好，每天早上刷牙时有恶心、干呕的症状，平时经常嗓子不舒服，咽部常有异物感，痛苦难忍。带教老师知道此事后，告诉了燕燕一个妙招，喝百合粥，即用百合30g，加入适量粳米煮粥，每天食用2次。按此方食用两个星期后，燕燕的嗓子就痊愈了。

"小妙招"——百合巧治咽炎

百合性味甘苦，有养阴润肺，清心安神的功效。百合粥不仅能够治疗咽炎，其对中老年人及病后身体虚弱而有心烦失眠、低热易怒者也很适宜。爱美的女性可以经常食用百合莲子红豆沙，因为百合能补中益气、润肺，莲子是著名的滋养类食物，可养心安神、降血压，两者同红豆一起煮食，能美容养颜。

"小提示"

● 具体做法：取百合粉 50g，粳米 60g，先将两者分别淘洗干净，然后放入锅内，加水适量，用小火煨煮。等百合与粳米熟烂时，加糖适量，即可食用。百合粥可加入麦冬 15g，蜂蜜 10g，治疗咽炎的效果更佳。

● 百合为药食兼优的滋补佳品，四季皆可食用，但更宜于秋季食用。食疗上建议选择新鲜百合为佳。

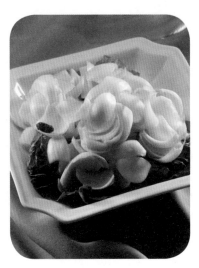

百合

12 慢性咽炎

"小案例"

张先生常年吸烟，每天的吸烟量比较大，烟草对其咽部的损伤甚大，时间长了便患上了慢性咽炎。他起初只是每天清晨起来咳痰，清清咽喉。近日张先生的咽部出现明显不适，不仅会时常有痰卡在咽部，还会出现声音沙哑、咽痛等症状。张先生服用了一些西药，效果不理想。同事告诉他，玄明粉能够治疗慢性咽炎。于是，张先生开始服用玄明粉。他每天坚持服用3次，感觉咽炎的症状有所减轻。后连服了10天，慢性咽炎竟然痊愈了，张先生很开心，自此开始戒烟。

"小妙招"——玄明粉乃慢性咽炎的克星

玄明粉为白色粉末，质疏松，无臭，味咸，能溶于水。其味苦，性寒，能够泻热通便，尤其适用于大便干燥、排便困难、积滞腹痛者；玄明粉还具有清火消肿的功效，可用于外治咽喉肿痛，口舌生疮，牙龈肿痛，目赤，痈肿，丹毒等。《证类本草》曰："治一切热毒风……咽喉闭塞……"玄明粉治疗慢性咽炎属于民间验方，此外玄明粉还能治疗牙疼，单用粉末，随左右鼻内吹之。《本草正义》曰："降心火，祛胃热。"说明玄明粉还可以治疗心火、胃火引起的疾病，如心烦急躁、心中烦热、面赤口渴，胃部灼热疼痛，口干口臭，腹胀等。

"小提示"——煎服方法及禁忌

● 玄明粉可治疗慢性咽炎、疱疹性口腔炎、失眠症，取玄明粉 3g，每日 3 次，冲服。慢性咽炎连用 10 天，疱疹性口腔炎连用 4 天，失眠（属心烦燥热型）连用 3 天即可。

● 脾胃虚寒（胃痛或腹痛隐隐，喜暖喜按，空腹时痛甚，进食后痛减等）者及孕妇禁止服用玄明粉。

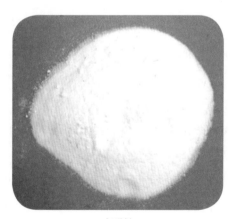

玄明粉

"小案例"

咳喘总是不能痊愈怎么办？小王同学近日外感风寒一直未好，而且留下了经常咳喘的症状，不仅影响自己上课，还影响了同学的正常学习。经过家人多方打听，得知了款冬花可以有效治疗咳喘。于是用蜜炙的款冬花 10g，冲泡开水后加入适量的冰糖，当茶饮，每日 1 剂。王同学坚持服用了一周后，便再无咳喘的症状。

"小妙招"——款冬花治疗咳喘有奇效

款冬花味辛，性温，有润肺化痰止嗽的功效。款冬花可以制成款冬花粥，此粥中加入了适量的蜂蜜，口味微甜，老少皆宜。款冬花还有治疗咳逆喘息、喉痹（咽部疼痛或微痛、咽干、咽痒、灼热感、异物感）的功效。款冬为多年生草本，生于向阳较暖的水沟两旁，分布于华北、西北及江西、湖北、湖南等地。款冬花为菊科植物款冬的花蕾。在 12 月花尚未出土时挖取花蕾，不宜用手摸或水洗，以免变色，放通风处阴干，待半干时筛去泥土，去净花梗，再晾至全干。不宜日晒及用手翻动，并防止冰冻，否则会变色发黑。

"小提示"——使用禁忌

● 款冬花恶皂角刺、硝石、玄参，畏贝母、辛夷、麻黄、黄芪、黄芩、黄连、青葙子，不能与其同时食用。

● 阴虚劳咳者禁用（阴虚劳咳指肺中有燥热感，常烦躁口渴，手脚心热）。

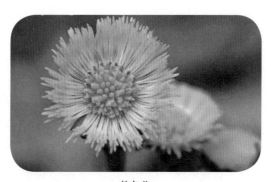

款冬花

14 冠心病

"小案例"

田阿姨半年前被诊断为冠心病，伴有长期失眠，胸闷，心悸，口唇发青，舌头上有许多瘀血点，时不时还会发生左上臂内侧的刺痛。虽然一直服用西药控制病情，但是由于担心西药的副作用，就开始寻求中医调理。偶然得知三七猪心汤这个调理方子治疗冠心病有效，她就开始试用。经过半年的调理，田阿姨面色红润了，睡觉安稳了，胸闷也极少发生了。三七猪心汤治好了田阿姨的冠心病，一家人都跟着高兴。

"小妙招"——三七善治冠心病

三七猪心汤由三七、猪心、木耳和蛋清组成。其中，三七被誉为"伤科圣药"，专擅治血，有活血化瘀，止血养血，消肿定痛的强大功效；猪心能安神补血，定惊养心；木耳能清除血液中的杂质，消融血栓；蛋清含有大量蛋白质和氨基酸，是补充体力的绝佳之品。合煲成汤，对于以胸闷，心悸，失眠，心前区刺痛，痛引左臂或左肩，面色黯黑，口唇青紫，心律不齐为主要证候的冠心病有特效。同时，也可用于外伤出血、跌打损伤、消化道出血、咯血、女性月经不调等各种以出血为主要证候的疾病。

"小提示"

● 选取优质三七，打成细粉；取一个猪心，洗净切成薄片，用蛋清、淀粉上浆，再把绍酒、酱油、白糖、生姜末加水兑成卤汁，炒勺内放油适量，烧至四五成热，把猪心片放油中滑开，再加卤汁炒匀去腥，加入适量清水、盐、胡椒粉，炖半小时，每次取 300mL，兑入三七粉 4g，温服，每天 2 次。

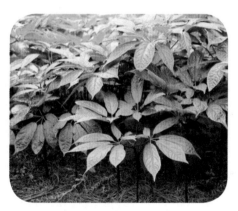

三七

15 心绞痛

"小案例"

吴伯参加工作25年，因长期应酬，饮酒无度，出现怕冷，经常失眠，并且时常胸闷，左胸背部偶尔刺痛，被诊断为冠心病。急性发作时可产生压榨性疼痛，往往夜间发作，这给吴伯带来了无尽的痛楚。医生给出了薤白粥的食疗处方。食用1个月后，吴伯的怕冷、胸闷、胸部刺痛等症状几乎消失了，整个人容光焕发。

"小妙招"——薤白治疗心绞痛显奇效

薤白粥中，主要食材为薤白，辅以葱白、生姜。其中，薤白俗称小根蒜，能疏通心阳，活血化瘀行气，擅治各种心脏疾病；葱白、生姜通阳助阳；三物合煮成粥，对于以精神不振、面色发白、失眠、胸闷、四肢发冷、怕冷、舌边有齿痕等症状为主要表现的冠心病心绞痛患者，能有效清除其血液中的杂质，降低血脂，缓解疼痛、怕冷等症状。同时，此粥对于以腹部胀满不舒、消化不良、腹中冷痛、四肢不温为主要表现的腹泻、痢疾也有很好的效果。

"小提示"

● 取薤白 20g（鲜者加倍）、葱白 2 茎、生姜 3 片、面粉 100g。将薤白、葱白、生姜择净，切碎，与白面粉用冷水和匀后，放入沸水锅中，煮成粥糊，每天服用 1 次。

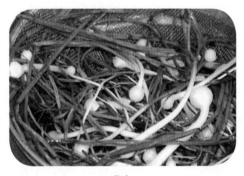

薤白

"小案例"

刘女士现年 50 岁，个体服装店的老板，由于长期工作压力大，情绪不稳定，已经失眠多年，时常感冒，偶有头晕、气短乏力、自汗的症状，两个月前出现了心慌胸闷，并逐渐加重，经诊断为心律失常。经服用西药，效果不甚理想，后寻中医诊治，辨证为心血不足证。由于工作原因，不便每日煎服中药，以酸枣仁粥代替药物，1 个月后心悸胸闷症状明显减轻，头晕完全消失，睡眠质量极大改善。

"小妙招"——酸枣仁粥巧治心悸

酸枣仁粥的主要食材包括酸枣仁、莲子、粳米和冰糖。其中酸枣仁能养阴安神，益阴敛汗，又可治肝血不足、阴虚烦躁引起的失眠，是食疗的佳品。粳米可以养脾健胃；莲子益肾涩精，养心安神；冰糖则可以养阴生津。当心悸伴有自汗、气短、精神萎靡、倦怠乏力、头晕耳鸣、视物昏花、失眠多梦、手足麻木、毛发枯萎、发育迟缓、月经量少或延迟等症状时，食用酸枣仁粥可获得很好的效果。

"小提示"

● 选取酸枣仁 30 颗，微炒后捣烂，加入去心莲子 15g、冰糖 20g、粳米 100g，加水适量熬煮成粥。早晚各服 1 次，每次服食 100mL。

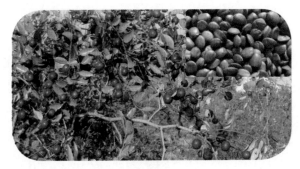

酸枣仁

"小案例"

小张今年大学毕业，面对找工作很有压力，每天都着急，还容易发脾气，时间久了，额头便起了很多痘痘，舌尖还出现小的溃疡，这让小张更加焦躁，遂到中医门诊就诊。经过询问病史和切脉，医生判断，小张的病因是由于心火过旺，也就是平常所说的上火，并告诉他一个妙招，用橙汁浇在穿心莲上后一起服用，小张回家后服用一周，症状明显好转。

"小妙招"——妙用穿心莲治疗心火旺

穿心莲，可以凉拌食用，由于穿心莲比较苦涩，把橙汁浇在穿心莲上可以使口感更佳。生活中常见穿心莲，人们可以在超市或普通的市场购买。穿心莲不仅可以入药治疗各种火热疾病，在生活中当作凉拌菜，也是可以适当食用的。现代人生活压力较大，适当食用穿心莲有助于健康。另外，穿心莲还可治疗急性菌痢、胃肠炎、感冒、流脑、气管炎、肺炎、百日咳、肺结核、肺脓肿、胆囊炎、高血压、鼻衄、口咽肿痛、疮疖痈肿、水火烫伤、毒蛇咬伤等病症。

"小提示"——预防为关键

● 保证良好的生活习惯，培养乐观情绪，要明白生气并不能解决问题。要注意休息，调节工作、生活所带来的压力。调整自己的生活节奏，缓解一下压力，并调理营养，适当增加一些锻炼，问题会慢慢好起来的。

● 穿心莲味苦性寒，脾胃虚弱的人最好不要食用。

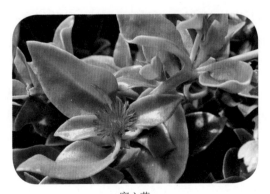

穿心莲

18 口舌生疮

"小案例"

口舌生疮，人们都不陌生，就是我们平常所说的口腔溃疡，口舌生疮或溃烂、局部疼痛的口腔病。部分患者常反复发作，甚至溃疡久不愈合。饭店李老板这几天就出现了口腔溃疡，非常疼痛，吃东西时疼痛加重，每次吃饭时都痛苦不堪。朋友知道后，告诉李老板一个妙方：用单味淡竹叶代茶饮。服用几天后，李老板的口腔溃疡便好了，终于可以开心地吃饭了。

"小妙招"——巧用淡竹叶攻克口舌生疮

淡竹叶，味甘性淡，能清心、利尿、祛除烦躁。对于牙龈肿痛、口腔炎等有良好的疗效，民间多用其茎叶制作夏日消暑的凉茶饮用。凉茶制法：取淡竹叶适量，将竹叶晒干，制成粗末。每次取 10g，用开水冲泡，并可以反复加水，代茶频饮，每日 1 剂。

此外，淡竹叶也可熬粥食用。用料：淡竹叶 30g、粳米 50g，冰糖适量。制作方法为先将淡竹叶洗净，加水煎汤，去渣留汁，备用；将冰糖打碎，粳米洗净，加淡竹叶药汁，再加适量水，如常法煮粥，粥成，加入冰糖，搅拌均匀即可。温服，每日早晚各 1 次。此粥清热利尿通淋，适用于热病心烦、失眠，小便短赤涩痛，口舌生疮等症。

"小提示"——适度为宜

● 平时有怕冷，腰膝四肢酸冷，全身无力，小便清长，胃口不好的人不宜食用，孕妇不宜食用。

● 淡竹叶不宜久煎，入食以鲜品为佳，煮粥时宜稀薄，不宜稠厚。

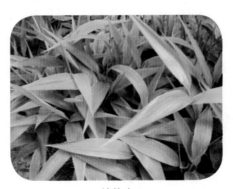

淡竹叶

19 高血压

"小案例"

李先生，今年 58 岁，常年受高血压疾病的困扰，血压通常为 170/100mmHg，经常会出现无力、头晕现象，他一直服用西药来维持血压。李先生深知长期服用西药对肝肾功能有损害，一直打听能够根治高血压的方法。一次与朋友聚会，他从朋友那里得知一个小偏方：用青葙子 30g，水煎两次，取汁混匀，每日服用 3 次。李先生按照这个方法连续服用了一个月后，血压恢复了正常，于是经医生指导逐渐停了西药，血压一直控制得很稳定。

"小妙招"——青葙子巧治高血压

青葙子味苦性寒，不仅可以治疗高血压，而且善于治疗眼部疾病，能够清肝明目，用于治疗肝火旺引起的眼睛红肿疼痛，眼生翳膜，视物昏花，眩晕等疗效显著。《本草纲目》曰："青葙子治眼，与决明子、苋实同功，《神农本草经》虽不言治眼，而云一名草决明，主唇口青，则其明目之功可知矣。目者肝之窍，唇口青者，足厥阴经之证，古方除热亦多用之，青葙子之为厥阴药，又可知矣，况用之治目，往往有验，尤可徵。"总结起来就是青葙子可以炒用，炒后寒性缓和，可以起到明目的作用，同时可以退去眼部翳膜，治疗视物不清的病症。

"小提示"——使用注意

● 青光眼、瞳孔散大者禁止服用青葙子。

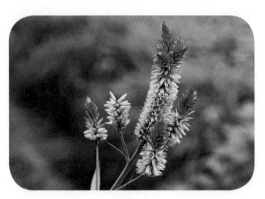

青葙子

"小案例"

随着生活质量的提高，人们的压力逐渐增加，高血压病的发病率随之升高。由于健康知识的普及，以及人们思想水平的提高，人们对防治高血压病也有了更加深入的认识。温女士是一名知性的女教师，热衷于养生保健，她的丈夫崔先生因为工作压力太大，口服降压药几年了，血压一直忽高忽低，又一直觉得西药副作用大，不想再服用西药。温女士就给他用了自学来的降压方法——喝白菊花茶。喝了1个月后，崔先生眼睛不干了，血压也趋于平稳了。

"小妙招"——白菊花善于降血压

白菊花又名杭白菊、药菊，可以治疗风热引起的感冒，还可以降肝火、明目。当血压升高，并且伴随有头晕、眼睛充血、口干口苦、胸胁胀痛时，可选用白菊花，沏茶代饮，疗效良好。同时对于感冒后伴有眼睛红热肿痛时，亦可饮用白菊花水来治疗。另外，菊花配枸杞子，沏茶代饮，坚持服用，可以起到补益肝肾、延年益寿的作用。

"小提示"

● 选取道地杭白菊，每次加入 5 ~ 8 朵，加热水 500mL，待水温适宜后饮用，每天可饮用 1500mL。

● 白菊花可搭配枸杞子、决明子，以加强降压效果。

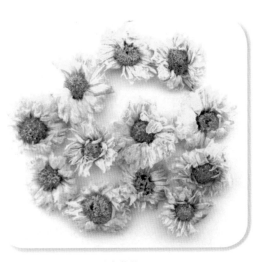

白菊花

"小案例"

孙阿姨是个地地道道的家庭主妇，她平时除了做饭、收拾家务外，没有别的体力劳动，渐渐地肥胖起来，由于脂肪代谢不良而导致了高血压。她得了高血压以后，非常担忧，虽说她只是个家庭主妇，但是她在家中的作用还是至关重要的，她决定试一试民间偏方——地龙。于是她找来地龙，剖开，洗净加白糖100g，30分钟后待地龙融化成液体，喝下去。她坚持喝地龙一段时间后，高血压的症状明显减轻。至今，孙阿姨已经完全康复。

"小妙招"——巧用地龙降血压

地龙即我们日常所见的"蚯蚓"，为次常用中药，原名"颈蚯蚓"，被《神农本草经》列为下品，地龙之名始见于《图经本草》。地龙味咸性寒，有降肝火，止咳平喘，通经活络的功效。主要用于治疗高热烦躁、惊痫抽搐、咳嗽气喘、小便不通、风湿痹痛、肢体麻木、半身不遂，以及疮疡肿毒等证。据药理研究，地龙有缓慢而持久的降血压作用。地龙提取液有良好的定咳平喘的作用，能缓解支气管平滑肌的痉挛，从而达到平喘的功效。蚯蚓灰与玫瑰油混合能治秃发。近年有用地龙治支气管哮喘、高血压、癫痫发作、腮腺炎、消化性溃疡等而获效的报道。

"小提示"——服用方法

● 地龙 15 条，剖开，洗净加白糖 100g，30 分钟待其融化成液体即可。

● 地龙性寒，故适用于高血压偏热者（指手脚心热，胸口闷热，燥热等症状），常与钩藤、夏枯草、草决明、黄芩等同用。

● 地龙的常规剂量毒性小，过量使用可出现头痛、头昏、血压先升后降、腹痛、呼吸困难、消化道出血等不良反应。

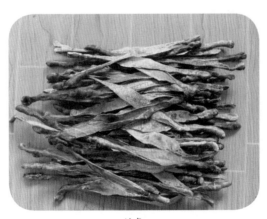

地龙

22 高血压

"小案例"

高血压发作时，会出现血压升高，同时可伴有头晕胀痛，耳鸣，面红，眼睛红肿疼痛，急躁易怒，心烦失眠或多梦，口苦口干，便秘，尿短黄，或胁肋灼痛，吐血，妇女月经量多或提前等症状。马女士是个急性子，心直口快，经常和丈夫争吵，在一次吵架后，出现了头晕头痛的现象。经医生诊断为高血压，由于马女士经济条件有限，医生给出了饮用荠菜茶这种经济实惠的处方。经过一个多月的饮用，马女士不仅仅头晕头痛的症状不见了，急躁的脾气也有所改变，生活也变得和谐了许多。

"小妙招"——巧用荠菜茶降血压

荠菜茶包括荠菜和绿茶。其中，荠菜是一种美味的野菜，同时又有较高的医用价值，具有明目凉血，清肝泻火，利尿止痢的作用，能有效控制由于着急生气所引起的血压升高；绿茶具有清心除烦，明目降火生津的作用，能缓解因高血压产生的急躁易怒、目赤肿痛、心烦失眠、口干口苦等症状。此外，荠菜茶对于咯血、尿血、肾炎、痢疾等疾病，也有一定的疗效。

"小提示"

● 选取新鲜荠菜，择洗干净后，切碎，以开水冲泡，每泡加入荠菜不少于 15g，绿茶 3g，加盖闷 15 分钟即可，代茶频饮，每日饮用不少于 500mL。

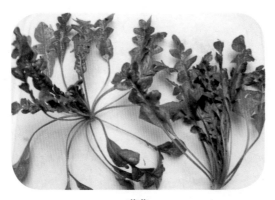

荠菜

23 高血压颈项强痛

"小案例"

　　王大爷今年 68 岁，平时身体还算硬朗。但 1 个月前，王大爷开始出现颈项强痛，起初按颈椎病进行治疗。刚开始治疗的几天，疼痛有所缓解，但之后出现头晕症状，一直没有太大改善，于是查了一下血压，为 160/100mmHg，大夫建议王大爷去神经内科就诊。经专家诊断为：高血压性颈项强痛。鉴于王大爷还有心脏病，于是专家就开了一味中药——葛根，煎剂，10 ~ 15g/d，水煎分 2 次服，连服 2 ~ 8 周。经过服药，王大爷的头痛、头晕、耳鸣及肢麻等症状有了一定改善。

"小妙招"——葛根善治高血压颈项强痛

　　葛根，性凉，具有退热、透疹、止渴、止泻的作用。由于葛根能扩张血管，使外周阻力下降，具有明显的降压作用，因此能较好地缓解高血压病人的"项紧"症状，故临床常用于治高血压病颈项强痛。此外葛根还有其他作用，例如葛根粉粥，取葛根粉 200g、粟米 300g，用清水浸粟米一晚，第二天捞出，与葛根粉同拌均匀，按常法煮粥，粥成后酌加调味品。葛根粉粥软滑适口，清香沁脾，具有营养机体，升举阳气的功效，适用于防治心脑血管病症，高血压、糖尿病、腹泻、痢疾患者最适宜服用。

"小提示"——坚持用药

● 高血压颈项强痛是一个发病比较漫长的疾病，因此治疗时，也会是一个比较漫长的过程，切不可吃吃停停，一定要坚持用药。

● 日常有胃口不好、腹痛、腹泻的人不能食用葛根。

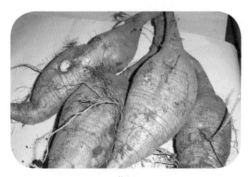

葛根

24 慢性胃炎

"小案例"

由于长期的精神紧张、饮食不规律、吸烟、酗酒或刺激性食物的摄入，慢性胃炎的发病率较高。广告设计师方先生经常性的加班、熬夜，常常为了一个创意绞尽脑汁、彻夜难眠，烟和咖啡成了他办公桌上的必备品。近日，方先生逐渐出现了食欲减退、反酸胃胀、胁痛、急躁等症状。后经医生朋友建议，开始喝玫瑰花茶，并且戒掉了烟和咖啡，一周后就明显缓解了症状。

"小妙招"——玫瑰花善治慢性胃炎

玫瑰花气味宜人，入口芬芳，含有多种氨基酸、可溶性糖和生物碱，尤其维生素 C 的含量特别高。对于以胃胀反酸、嗳气呕吐、急躁易怒、胸胁胀痛为主要症状的慢性胃炎患者而言，玫瑰花茶是简便易行的甜口良药。另外，玫瑰花有美容养颜的功效，女性可以经常饮用玫瑰花茶，以起到养颜保健的作用。

"小提示"

● 选用新鲜的干玫瑰花 20 ~ 30 朵，加热水 500mL，待水温适宜后饮用，每天 1500mL。

● 可配合加入月季花、代代花，以加强疗效。

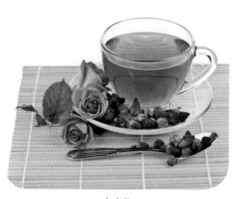

玫瑰花

"小案例"

胃溃疡是常见胃肠疾病之一，给许多患者带来了极大的痛苦。田奶奶是一个有着 16 年心肌梗死病史的老病号，由于长期服用阿司匹林，患上了胃溃疡，每顿饭后，就胃痛难忍，仿佛有火在胃中燃烧，让田奶奶本就瘦弱的身体雪上加霜，出现了便秘、咽干口燥、盗汗的症状。经一个病友介绍，每天喝石斛粥能够治疗胃溃疡。于是田奶奶坚持每天吃石斛粥，半个月后胃痛的症状减轻了，一个月内，其他症状也陆续得到了很好的改善。

"小妙招"——石斛乃胃溃疡的克星

石斛味甘，能益胃生津，滋阴清热。加米熬煮成粥后，对于以胃脘疼痛、饥不欲食、大便干结、小便短少等症状为主要表现的胃溃疡，能起到养护胃黏膜的作用。同时，对于糖尿病、夜盲症也有上佳疗效。很多胃病患者常会出现饥饿但却不想吃饭的情况，这是由于胃中阴液不足引起的，食用石斛粥可以起到增加胃内津液，保护胃黏膜的作用，从而改善患者的胃口。

"小提示"

● 选取干石斛 30g，洗净后用清水浸泡 12 小时，切成小丁，再加粳米 50g，熬煮成粥，可依口味加入冰糖。

● 饮食要定时定量，忌食生冷、油炸、辛辣食物，避免烟酒、寒冷刺激。

● 胃溃疡容易癌变，应当及时发现，尽早治疗，勿以为症状轻，而疏于治疗。

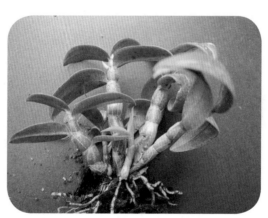

石斛

"小案例"

由于缺少运动，以及高糖、高脂肪、高热量饮食的过多摄入等因素，患有脂肪肝的人群正在不断扩大。赵同学是一名初二的学生，本应是朝气蓬勃、青春焕发的年纪，可他却因为过度的肥胖，体检时被告知得了脂肪肝，小小年纪屡屡遭受别人的调侃，甚至嘲笑。这让他产生了严重的自卑心理，对他的身心发育都造成了不良的影响。在老师的正确引导下，赵同学励志减肥。由于繁重的课业压力，没有充足的时间进行锻炼，妈妈为他寻来药方，用荷叶代茶饮。赵同学坚持每天喝荷叶茶，一个月就成功减掉了十多斤的体重，复查彩超，脂肪肝病情也在好转，坚持3个月后，赵同学的脂肪肝大大缓解了。

"小妙招"——荷叶治疗脂肪肝有奇效

由于脂肪肝的一般症状不显著，食欲不振、疲倦乏力等常见症状容易为人们所忽视，误以为只是疲劳，仅仅需要多休息就可以缓解，因此，脂肪肝已经成为潜在的健康杀手。荷叶味苦甘，气味芳香，含有多种有效的化脂生物碱、芳香族化合物和瘦茶素，能有效分解并排出脂肪；山楂酸温，可以健脾消食，化浊去脂；陈皮苦温，能理气燥湿；三药同杯沏茶，可以有效防止脂肪肝，降低体脂。很多肥胖人群可以时常服用荷叶山楂陈皮茶，不仅能起到瘦身美体的作用，还可以达到保健养生的目的。

"小提示"

● 选取干净的荷叶、山楂和陈皮，按照 10:2:1 的比例加入，沏茶代饮，每天 1500mL。

● 配合科学的运动，能更快治疗和预防脂肪肝。

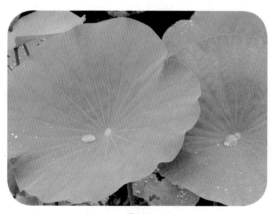

荷叶

27 慢性腹泻

"小案例"

由于饮食不规律、挑食等因素，造成许多人脾胃虚弱，出现了长期慢性腹泻的症状。做生意的黄老板最喜欢在业余时间约上几个朋友，在大排档一边吃着海鲜烧烤、喝着冰镇啤酒，一边谈天说地。长此以往，腹部长期隐隐作痛，而且每到饭后，就是一阵便意，大便不成形，虽然每次排便后不适症状立即减缓，但是也给黄老板的生活带来了诸多不便。经医生诊断为脾虚泄泻，并开出了山药扁豆糕的食疗处方。黄老板的老婆知道后按此方做给他吃，服用了一周后，黄老板的腹泻症状及次数明显好转。

"小妙招"——山药治疗慢性腹泻显奇功

当慢性腹泻的同时，伴随大便多，食后易泻，神疲倦怠，少气懒言，食欲不振，或便中带血，或月经过多时，可食用山药扁豆糕来健脾止泻。其中，山药能健脾止泻，扁豆补益脾胃，大枣气血双补；三药同用，能有效缓解疲劳，补虚止泻。同时还能美容养颜，延缓衰老，增强免疫力。山药和扁豆在日常生活中很容易购买到，人们可以时常食用，能起到保健养生的作用。

"小提示"

● 选取新鲜山药100g，扁豆200g，红枣30枚，先将扁豆浸泡6～8小时，滤去水分后加入面粉100g、白糖适量，搅拌均匀，再加水至糊状，待面粉发酵，将山药切丁、红枣切片，加入面糊中，再一同发酵15～30分钟后，入锅蒸熟，每日食用100g。

● 慢性腹泻容易导致结肠、直肠癌变，应当尽早治疗。

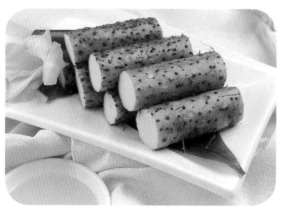

山药

28 急性腹泻

"小案例"

误食了没有洗干净的瓜果蔬菜或是稍微腐烂的食物，往往会腹痛、腹泻，频繁上厕所，痛苦难耐，又不想去医院治疗怎么办？下面这位食堂的张师傅有自己独特的方法。张师傅是位食堂的大厨，几十年来为无数的职工准备饭菜，他对吃很有研究，同时对由于吃引起的不适，他也是很会解决的。一次他出差在外用餐，突然腹痛腹泻，他马上凭借自己的养生经验，委托跟随的同事为他煎煮生山楂和茶叶，当喝下热热的山楂茶叶水几分钟后，张师傅的腹痛症状减轻，想上厕所的不适感也减轻了。经过休息，张师傅恢复了健康。

"小妙招"——巧用生山楂治疗急性腹泻

山楂味甘性温，有消食积，活血化瘀的功效，主要用于治疗消化系统疾病，如饮食积滞、脘腹胀痛、泄泻痢疾，以及妇科疾病如血瘀痛经（少腹刺痛、痛处固定）、闭经、产后腹痛等症。山楂又叫"山里红"，我国民间自古有食用山楂的习惯，山楂是我们生活中常见的食材，也是一味非常好的药材。当出现食积、胃腹胀满不舒时，就可以选用山楂煎水服用来帮助消化。平时生活中为了及时解决肉类消化不良的问题，可以用山楂和白砂糖同煮，即用山楂糖水来解油腻。焦山楂就是我们日常所说的炒山楂，不仅酸味减弱，且苦味增强，长于消食、止腹泻。

"小提示"——服用方法及禁忌

● 生山楂 60g，茶叶 5g，水煎服。

● 孕妇、儿童、胃酸分泌过多者、病后体虚及患牙病者不宜食用。

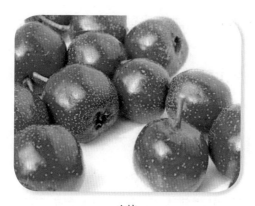

山楂

"小案例"

张先生一日忽然感觉腹部疼痛，便有脓血，似胶冻，有腥臭味，便后不爽，欲再便，但又便不出，肛门有重坠、灼热感。张先生的妻子生活经验比较丰富，她知道马齿苋炒鸡蛋可以有效治疗腹痛、拉肚子，于是她赶紧给张先生做了马齿苋炒鸡蛋，张先生服用一次后就减少了排便的次数，坚持食用两天后痊愈。

"小妙招"——马齿苋善治痢疾

中医认为，马齿苋味虽为酸，但其性寒滑利，既能清热解毒，凉血消肿，又能滑利大肠，故可治疗拉肚子、便中带血。其茎叶可入药也可作食疗。具体用作食疗的方法：

方法一，把马齿苋洗净，放在杯子里，沏茶喝，这种方法效果来得稍微慢一些。

方法二，把马齿苋洗净，切碎，打一个鸡蛋，把它们搅拌在一起，然后放锅里煎熟，不需要放油和食盐。煎好后给患者食用，一日 2 次。这种方法起效快，服用一次后就可以减少排便的次数，最多服用两天便可痊愈。

"小提示"——切记禁忌

● 马齿苋忌与胡椒同食。

● 马齿苋不宜与甲鱼同食，否则会导致消化不良、食物中毒等症。

● 孕妇禁止食用马齿苋。马齿苋具有滑利作用，可导致流产。

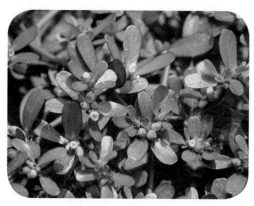

马齿苋

30 胃痛

"小案例"

胃痛，多是由于过食生冷引起的以胃部冷痛、腹泻、口淡不渴为主要表现的病症，过食生冷、饥饱无度、饮食无常、精神紧张都是其常见的病因。王大哥是个长途汽车司机，每次跑长途，都吃不上热饭，经年日久，就出现了胃部疼痛、腹泻、腹胀的症状，有时疼痛突然发作，剧痛难忍，并且伴有呕吐，吐后疼痛会有所缓解。这个问题极大地影响了王大哥的身体健康。看着日渐消瘦的丈夫，王大哥的妻子很着急，她听说干姜能治胃痛，抱着试一试的心态，让王大哥坚持每日喝上一大碗干姜汤，每次喝完，王大哥都觉得胃里说不出的暖和、舒服，果然没过多久，王大哥的各种症状就大大缓解了。

"小妙招"——干姜是暖胃的良药

干姜是生姜的干燥品，味辛性热，能温中散寒，对于胃寒型胃痛所见的胃部冷痛、呕吐腹泻有特效。此外，干姜还能治疗由于外感风寒引起的咳嗽、咳稀白痰，对缓解四肢不温的症状也有很好的疗效。

"小提示"——服用方法

● 取干姜 10g，加水适量，大火煮沸后，以小火煎煮至 150mL，温服，每天 2 次。

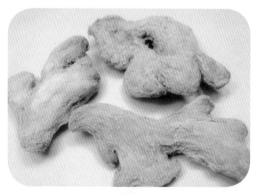

干姜

"小案例"

初夏，天气逐渐炎热，但夜间还是较凉，小董由于夜间睡觉时没有盖好被子，着了凉，半夜里就被一阵急促的便意搅了好梦，连跑了两趟厕所，肚子里就像有河水在翻腾，又胀又痛，挣扎着睡了一宿。一早起来，小董的妈妈得知他是因为着凉引起了腹痛，于是根据自己的生活常识，给小董煮了一大碗胡椒汤，让他趁热一口气喝了下去。小董呛得直咳嗽，不过，没过多一会，闹腾的肚子就安静了下来，排了气之后，立刻就缓解了疼痛。

"小妙招"——胡椒善治胃痛

胡椒是常用的佐料之一，有温暖脾胃，疏通大肠之气，散寒止痛的作用，对于以胃部冷痛、腹胀、遇温痛减、四肢发凉、腹泻、口淡不渴，或食欲差、倦怠乏力、消化不良，或恶心呕吐、腹中水声漉漉等症状为主要表现的胃痛，有很好的止痛、暖胃的功效。另外，胡椒对于癫痫病也有一定作用。

"小提示"——服用方法

● 取胡椒粉 20g，加入水 300mL，煮沸，温服，每天 1 次。

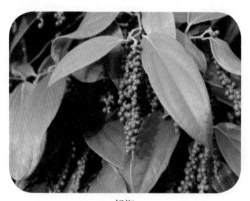

胡椒

"小案例"

　　人体的小腹是非常脆弱的，一旦受凉就会十分疼痛。秋季，天气渐冷，小枫在一天夜里睡觉时没有关好窗子，一早醒来，小腹坠胀疼痛，四肢发冷，头顶像是顶着一个冰袋，冷得发木。经过输液治疗，小枫的腹痛等症状也未得到缓解。小枫的爷爷四处打听，终于打听到一个偏方。回家后爷爷给小枫煮了一碗小茴香汤，小枫服下半小时后疼痛就大大减轻了，两个小时后就完全不疼了。

"小妙招"——小腹痛即用小茴香

　　小茴香，又称"孜然"，是常见的调味品，经常作为烧烤的佐料，具有散寒止痛，疏通脾胃之气的功效。小茴香能温暖肝经，对于寒凝肝脉引起的小腹疼痛、巅顶疼痛、疝气疼痛均有极佳的疗效。同时，对于寒邪袭胃引起的胃痛，也有不错的效果。脾胃虚弱，怕冷的人群可以在平日饮食中适当加入小茴香，长期适量食用能起到暖胃的作用。

"小提示"——服用方法

● 取干燥的小茴香 10g，加水 200mL，煮沸至 150mL，温服，每天 2 次。

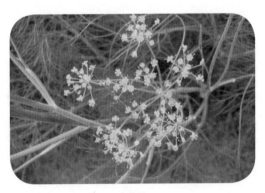

小茴香

33 暑湿呕吐

"小案例"

暑湿呕吐，是指在盛夏时节，由于天气炎热加上潮湿，引发中暑的表现之一。可伴随头晕胸闷、打嗝不止、不思饮食、胃胀、小便不畅、大便不成形等症状。盛夏八月，快递员小唐顶着烈日送完了一天的货物，浑身热汗的他连喝了两大瓶冷饮才长出了一口气。可是一时的痛快，却导致了呕吐不止，不思饮食，休息了一小时后，不但没有减轻症状，反而出现了胸闷气短的现象。经医生检查，诊断为暑湿伤胃，建议他服用藿香粥。小唐服用藿香粥两天后，症状全无。

"小妙招"——藿香治疗暑湿呕吐有绝招

藿香粥的主要食材包括藿香和粳米。其中藿香能化湿和中，粳米能健脾止泻，两者合用煮粥，对于湿气阻遏脾胃而引起的腹胀、腹泻、打嗝、呕吐等病症，有着很好的疗效。此外，当夏季着凉感冒时，也可以选择服用藿香粥，亦有一定效果。藿香粥可代替藿香正气水治疗夏季感冒轻症、夏季暑湿呕吐，口感较藿香正气水更加容易接受。

"小提示"——服用方法

● 选取新鲜藿香，洗净后切成小段，先以清水浸泡10分钟，加水100mL大火煮沸后，再用小火煎煮20分钟，取余下汤汁，加入100g粳米熬制成粥，待粥熟后，加入白糖和适量清水，再煮至粥沸即可，每天服用一次，症状消失后再服两天。

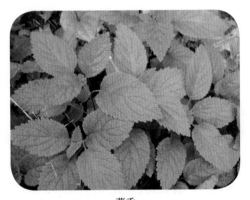

藿香

"小案例"

　　急性黄疸型肝炎是急性肝炎的一种，常见的病因包括感染肝炎病毒、酗酒和滥用药物等。小何是个销售员，为了提高业绩，经常陪客户应酬，喝酒比吃饭都多，最近一周，出现了全身乏力、食欲减退和发低烧的现象，一天早上醒来，发现自己变成了"金娃娃"，皮肤、巩膜和小便发黄，大便颜色变浅。前往就医后，被诊断为急性黄疸型肝炎。医生建议他住院治疗，予抗炎治疗的同时又开了一味中药——茵陈。小何家属照方抓药，喝了5天，黄疸症状就消失不见了。

"小妙招"——茵陈乃肝炎的克星

　　茵陈，善治消化系统疾病，能清利湿热，利胆退黄，对于以食欲减退、恶心呕吐、疲劳无力、厌油腻、口苦、小便短少为主要表现的黄疸病，有着神奇的疗效。此外，茵陈还可用于中暑、感冒、头身困重、小儿食积等病症，应用极为广泛。

"小提示"——服用方法

● 取茵陈 30g，加水适量以大火煮沸后，用小火煎煮至 150mL，每天服 3 次。

● 对于蓄血发黄证（以黄疸、小腹疼痛、按之痛甚、大便发黑、小便自利为主要表现的证候）和血虚萎黄证（以心悸、晕眩、口唇色淡、黄疸且肤色晦黯为主要表现的证候）者要慎用。

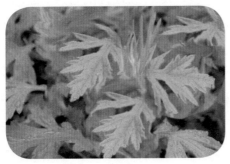

茵陈

35 胆囊炎

"小案例"

小刘自从上大学后，为了减肥，不按时吃饭，近日右上腹部疼痛，厌食油腻食物，到医院检查后，诊断为"胆囊炎"。医生给小刘开了一味中药——郁金，嘱其坚持每天煎汤服用。3天后疼痛减轻，小刘坚持服用1个月后，她的胆囊炎很少再复发。同时，她在生活中也开始注意健康饮食。

"小妙招"——巧用郁金治疗胆囊炎

郁金性味辛苦，具有活血止痛，行气解郁，清心凉血，疏肝利胆的作用，还具有调节免疫力，改善血液循环，抗自由基损伤的功效。主治胸腹胁肋诸痛，癫狂，热病神志昏迷，吐血，尿血，血淋，女性倒经（指妇女于经行前后或正值经期，就会出现有规律的、同期性的流鼻血，有的还会伴有吐血、外耳道流血、眼结膜出血、便血等），黄疸。郁金尤其擅长治疗慢性胆囊炎，比较适用于肝郁脾虚证（情志抑郁、胸胁或小腹胀痛，或月经失调）。郁金也常用来治疗癥瘕痛经（指经行小腹疼痛、腹有癥块）。

"小提示"——用法用量

● 郁金治疗胆囊炎，煎汁，每次 60g。

● 郁金不能与丁香同时食用；郁金须放置在干燥处，防蛀；孕妇须谨慎服用。

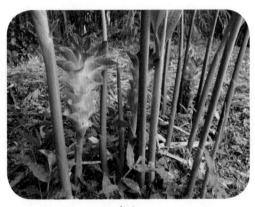

郁金

"小案例"

胁肋部是指从腋下到第十二肋下缘的部位，就是双臂自然垂于身体两侧时，被手臂覆盖的区域，胁肋部发生疼痛，往往与情绪息息相关，多与生气郁闷有关。蒋大姐是个急性子，每次月经前都会出现两肋胀痛，而且伴有便秘症状。经人推荐，用青皮泡水代茶饮用，可以疏肝理气，于是蒋大姐坚持喝了一个多月，经期胁肋疼痛症状没有再复发。

"小妙招"——青皮善治胸胁痛

肝郁胁痛，是一组以肝脏的疏泄功能失调为主要证候的病证，主要表现为胁肋痛，腹部胀满，经常叹气，或咽部异物感，或肠鸣，或心烦易怒；妇女可见乳房胀痛，月经不调，痛经等症状，且各症状往往由于情绪的不舒畅而加重。青皮是尚未成熟的橘子的果皮，能疏肝破气，化积导滞，对肝气郁滞引起的胁肋痛、腹痛、胃胀、食积、便秘等效果良好。此外，对疝气疼痛、妇女痛经、乳房胀痛也有很好的疗效。

"小提示"

● 选取新鲜青皮 5g，用 200mL 开水冲泡，代茶频饮。

● 青皮茶中不可加入过多青皮，以免引起腹泻。

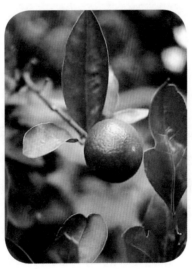

青皮

37 肝火上扰型耳鸣

"小案例"

陈先生，今年 67 岁，是一位退休老干部，因平时情绪暴躁，情绪变化比较大，最近出现了耳鸣的症状，并且伴有轻微的头痛、头晕。于是家人带他到中医门诊部，医生开了一个很简单的方子：天麻 5g，洗净放入锅内，加水 1000mL，用武火煮沸 20 分钟，每天服 2 次。陈先生遵医嘱治疗，一个月之后痊愈，陈先生的情绪也比以前平和了很多。

"小妙招"——天麻攻克耳鸣有奇效

天麻味甘性平，有息风，定惊，平肝的功效，多用于治疗头风，头痛，肝阳上扰的疾病如耳鸣、耳聋等。此外，天麻可助阳气，补五劳七伤，通血脉，有开窍之功效，治疗头晕非常有效果。天麻还可以治疗偏瘫、半身不遂，言语不清，多惊。天麻还能治疗各种头痛，如巅顶头痛、偏头痛等都非常有效果。

"小提示"——使用方法

● 此汤可以加入葡萄，味道更佳，将葡萄 60g、粳米 100g 分别洗净放入锅内，煮沸 10 分钟后，改用文火煨至成粥，加冰糖 10g 调匀即成，每天服 2 次。

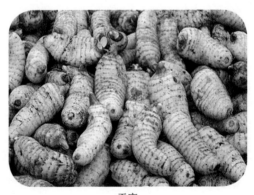

天麻

"小案例"

消化不良是指以上腹胀痛、食入即饱、打嗝、食欲不振、恶心、呕吐等症状为主要表现的一组综合征，常常持续发作或反复发作，常见的病因包括不规律的饮食、压力过大或者情绪异常。化学工程师小潘是个年轻有为、爱岗敬业的科学家，投身科学研究，整天都泡在实验室里，做起实验来是废寝忘食，一天当中粒米不进反倒成了"家常便饭"，经常性的腹胀、打嗝。在一次朋友聚餐时，小潘贪吃了许多炖肉，结果胃部饱胀难忍，彻夜难眠。第二天到医院就诊，被诊断为功能性消化不良。医生叮嘱他要按时吃饭的同时，还叫他常喝山楂茶。小潘严格遵照医嘱，不到半年，各种症状就全部消失了。

"小妙招"——山楂助消化有神效

山楂，又称"红果""山里红"，口感酸甜，能健脾消食，行气降脂，对消化不良引起的腹满饱胀、食欲不振有着很好的疗效，尤其对肉类食积不化、上腹疼痛者，效果最佳。此外，山楂还有降低血脂、血压，强健心脏的功能，对于拉肚子和绦虫病也有不错的疗效。山楂还有活血化瘀的功效，时常食用还可以起到减轻痛经、美容养颜的作用。

"小提示"

● 选取新鲜山楂，洗净去核，切片，清炒至微黄，取 10 片，开水冲泡，代茶频饮。

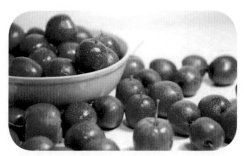

山楂

"小案例"

腹胀是消化不良的常见症状，是由于胃肠蠕动能力降低，导致食物停留于肠胃，不能顺利消化、吸收和排泄而出现的症状，常见于胃肠功能不好的人群，比如老人、小孩，也发生于过饱之后。小学生小朱是个爱吃更能吃的孩子，是个结实的小胖墩儿。对于处在发育期的孩子来说，胃口好是件好事，但是吃得太多让小朱经常性肚子胀痛。小朱的爷爷从邻居那里听说莱菔子能治胀肚，就给小朱炒来吃，每次吃完，小朱很快就会排气，没到一个月，就再也听不到小朱嚷嚷肚子胀痛了。

"小妙招"——莱菔子善于疏通肠胃之气

莱菔子，就是日常白萝卜的干燥种子，能消食除胀，降气化痰，用途广泛。对于以饮食不下、腹部胀气、鼓胀疼痛为主要表现的消化不良和食积证，有很好的疗效。莱菔子还有通便的作用，对于由胃肠蠕动能力减弱而导致便秘的人群，也是首选的治疗佳品。同时，莱菔子对于痰多咳嗽有一定的治疗效果，尤其是表现为痰色白、量多，胸闷的症状，有着良好的化痰止咳的作用。

"小提示"

● 用于消化不良和食积证时，取莱菔子 10g，微炒发黄，研成细末，另取粳米 20g，煮成粥，再将莱菔子粉兑入粥中，一同服下。

● 用于痰多咳嗽和便秘时，取莱菔子 10g，研成细末，开水冲泡，代茶频饮。

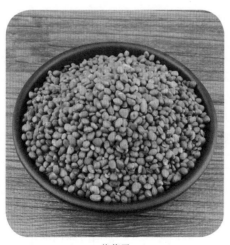

莱菔子

"小案例"

便血，即大便带血，常常发生于消化道炎症、寄生虫感染、中毒、肠息肉、肠套叠、肛裂、便秘、痔疮等疾病。金先生是个嗜酒如命的人，每顿不喝上二两酒便觉浑身不自在，还经常约上三五朋友一起，到酒馆里谈天说地，交杯换盏。虽然因为酗酒，让金先生患有轻度的酒精肝，还伴有急躁易怒、耳鸣、口苦口臭等症状，但是他毫不在意。可在一次朋友聚会之后，发生了便血，流血不止，这可吓坏了金先生。到医院进行了处理之后，医生给开出了槐米茶的调理处方。仅仅过了三天，就不再便血了，而且胁肋不适等症状也有所减轻。

"小妙招"——槐花善治大肠出血

槐花，即干燥的槐树花，去掉枝、梗的精致槐花又称槐米，能凉血止血，清肝泻火，对于由急躁生气引起的吐血、咯血、流鼻血、便血、痢疾出血、月经过多、崩漏等，都能起到快速止血的神奇功效。即便没有出血的症状，当出现肝火旺盛的症状时，如眼睛红肿疼痛、胁肋疼痛等，也可以使用槐花治疗。此外，槐花对梅毒也有一定的抑制作用。

"小提示"

● 止血时，选取新鲜干燥的槐花或槐米，清炒至成炭，取10g，加适量水，煎服。用于清肝泻火时不需炒制。

● 胃部冷痛，喜温喜按，食欲差，神疲乏力，手足不温，大便稀者慎用。槐花和糯米一起放入适量的油盐蒸熟，是一道清热祛瘀的好药膳。

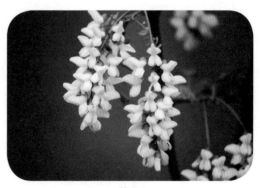

槐花

41 便血

"小案例"

人们在生活中偶尔就会出现便血的情况，可能由于上火导致的大便干燥，也可能是因为其他胃肠疾病引起的便血。轻微的便血，是不需要担忧和治疗的。只有出现了比较频繁的便血，并且血量稍多时才需要治疗。张爷爷是一位痔疮患者，由于年纪大了，各个脏器功能减退，近日出现了比较频繁的便血。他的儿女知道后，为张爷爷想尽各种办法来治疗，效果都不理想。后来得知地榆能够治疗便血，于是孝顺的儿女每天为老父亲煎煮地榆水。经过一段时间的服用，张爷爷再也不便血了。

"小妙招"——巧用地榆止便血

地榆味苦性寒，有凉血止血，清热解毒，消肿敛疮的功效。地榆可用于治疗吐血，咯血，衄血，尿血，便血，痔血，血痢等出血性疾病。此外还可以治疗崩漏（妇女非周期性子宫出血），赤白带下，疮痈肿痛，湿疹，阴痒，水火烫伤，蛇虫咬伤等。地榆生长于山地的灌木丛、草原、山坡或田岸边。春季发芽前或秋季苗枯萎后采挖，除去残茎及须根，洗净晒干。地榆配乌梅，可以治疗血热引起的腹泻，可起到收涩作用。地榆配金银花凉血止血的功效更强，对血热引起的出血病症有特效。

"小提示"——煎服时间不宜长

● 地榆治疗便血，水煎服，每次 30g。

● 月经过多，月经色淡质稀，心悸气短者禁止服用地榆。

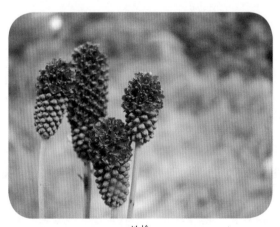

地榆

42 口臭

"小案例"

小赵有一个令他很痛苦的病，那就是口臭。因为有这个毛病，小赵的同事都不愿靠近他，即使很要好的同事，说话时也会保持一小段距离，这让小赵很苦恼，他也试了很多方法，嚼口香糖、喝黄连解毒胶囊，刚开始有效果，但坚持不了多久还是一样。小赵不得已到医院就诊，医生嘱其用黄连水漱口，便可减轻口臭。大约坚持一星期，小赵的口臭就明显减轻了，小赵现在仍坚持用黄连水漱口，希望能彻底消灭口臭。

"小妙招"——巧用黄连除口臭

口气是指从口腔或其他充满空气的空腔中（如鼻、鼻窦、咽）所散发出的臭气，它严重影响人们的社会交往和心理健康，世界卫生组织（WHO）已将口臭作为一种疾病来进行报道。黄连大苦，大寒，有抗溃疡、抑制胃酸分泌、保护胃黏膜、抗炎镇痛、抑菌的作用，能治疗糖尿病、高血压、高血脂、小儿腮腺炎等疾病。黄连能清胃火，从而起到祛除口臭的作用。此外，黄连还可以治疗由于心火旺引起的口舌生疮。

"小提示"——中病即止

● 本品大苦大寒，过服久服易伤脾胃，因此平时就有胃口不佳，腹痛，腹泻症状的人不宜使用。

● 有时会出现一定的副作用，如表现为突感头晕、心慌、全身关节痛等，应立即停药，进行抗过敏治疗。

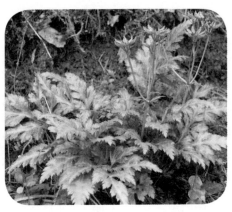

黄连

43 便秘

"小案例"

周女士是个非常爱美的女士，但是她却有个非常苦恼的问题——便秘。她在年少的时候就有这个问题，这么多年来一直困扰着她。她也曾吃过治疗便秘的药物，但是效果都不理想。后来，邻居告诉她肉苁蓉可以治疗便秘，劝她不妨试一试。于是她从药店买来肉苁蓉，每天煎服，她是个有毅力的人，经过一段时间的坚持服用，她的便秘症状明显减轻，同时小肚子变小了，脸上的斑也淡化了。周女士非常开心，很感谢邻居告知她这个治疗便秘的良药。

"小妙招"——巧用肉苁蓉治便秘

肉苁蓉味甘性温，有补肾阳，益精血，润肠通便的功效。用于治疗阳痿、不孕不育、腰膝酸软、筋骨无力、肠燥便秘。肉苁蓉素有"沙漠人参"之美誉，具有极高的药用价值，是中国传统的名贵中药材。肉苁蓉能显著提高小肠的推进速度，缩短通便时间，同时对大肠的水分吸收也有明显的抑制作用，从而促进粪便的湿润和排泄，具有真正的润肠通便作用。肉苁蓉用于肠燥便秘时，可与火麻仁、柏子仁等药同用。肉苁蓉可药食两用，长期食用可增加体力、增强耐力及抵抗疲劳，同时又可以增强人类

"小提示"——煎服方法

● 肉苁蓉治疗便秘，煎汤服，每次使用10g。

● 肉苁蓉泡酒是一种比较常见的保健药酒，也有不少人通过肉苁蓉泡酒进行食补，但是肉苁蓉泡酒也不能随便用，大家最好在专业医师的指导下进行服用。

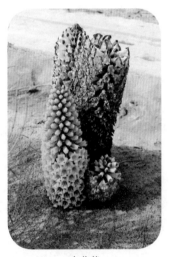

肉苁蓉

及动物的性能力及生育力。肉苁蓉在历史上就被西域各国作为上贡朝廷的珍品，也是历代补肾壮阳类处方中使用频度最高的补益药物之一，属于濒危品种。

"小案例"

冬天，人们都愿意吃一些辛辣的食物，尤其是四川人，每顿饭必须有辣，这就容易引起便秘。刘先生是地地道道的四川人，可以说是无辣不欢，加上近日总是吃肉，10天前开始出现排便次数减少，3～4天一次，排便困难，便质干硬，还伴有肛门灼热感。于是来医院就诊，医生根据其症状开出处方：番泻叶每次1.5～3g，用温开水泡服，每日1～2次，并嘱其少吃辣椒，回到家后，刘先生按此方法服用几天后，便秘症状消除了。

"小妙招"——番泻叶善治大便不畅

番泻叶味甘、苦，性寒，有小毒，能泻热，通便，利尿，可用于治疗热结积滞，便秘腹痛，水肿胀满。《现代实用中药》中报道："少用为苦味健胃药，能促进消化；服适量能起缓下作用；欲其大泻则服40～60mL，作浸剂，约数小时即起效用而泄泻。"番泻叶作用较广泛而强烈，多用于急性便秘。番泻叶的使用量应因人而异，相同的使用量，有的人会出现疗效，有的人却会出现副作用。临床可见一些老年病人长期自服番泻叶导泻，虽一时腹气通畅，但并非治本之法，而且会加重气阴虚损，不利于从根本上解决便秘问题。所以番泻叶不可单独长期服用。

"小提示"——适量使用

● 用法用量：2 ~ 6g，入煎剂宜后下，或开水泡服。

● 妇女哺乳期、月经期及孕妇忌用。如剂量过大，可有恶心、呕吐、腹痛等副作用。

● 平素脾胃虚弱者不宜服用。

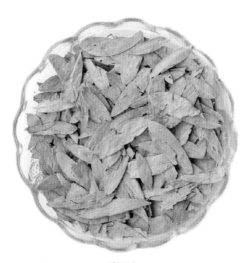

番泻叶

"小案例"

几乎大多数人都有或轻或重的便秘情况，偶尔的便秘也会让人很痛苦。便秘会导致毒素堆积在体内，造成肥胖，面色晦黯，影响形象。便秘不仅导致其他疾病的发生，而且还会影响心情。如何快速治疗便秘呢？这里有一位张先生，常年被便秘困扰，有时候好几天不排便，肚子特别胀，有时候排便极其困难。他听说莱菔子可以治疗便秘，便遵循医嘱服用熟莱菔子，晚间用开水送服 9 ~ 30g，不出三天，便可以顺畅排便了。

"小妙招"——莱菔子治疗便秘有奇效

莱菔子味甘性平，有消食除胀，降气化痰的功效。莱菔子主要功效长于利气，生莱菔子可以升气，熟莱菔子可以降气。升则吐风痰，散风寒，发疮疹；降则定痰喘咳嗽，调下痢后重，止内痛，皆是利气之效。莱菔子不仅可以治疗便秘，还可以治疗多种肺系疾病及外伤肿痛。莱菔子研末和粥服，有治疗痰喘咳嗽的功效。莱菔子用热酒调服，还可以治疗跌打损伤导致的瘀血胀痛。

"小提示"——使用禁忌

● 莱菔子辛散耗气，故气虚、无食积及体内有痰邪者慎用。

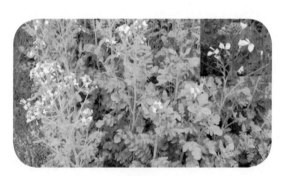

莱菔子

"小案例"

这里所介绍的便秘是指习惯性便秘，不仅仅是一种临床症状，更是一种慢性疾病，在老年人中较为常见。且由于病因多样，难以诊查，所以较难根治。冀老是某厂矿的退休工程师，现年79岁，常年便秘难下，腹胀难耐，平素体弱乏力，手脚不温，声低懒言，动则汗出，靠着每隔几天吃果导片，才能排便，冀老一直为此烦恼不堪。经友人推荐中医诊查，医生开出食疗方——人参黑芝麻饮。冀老服后第二天就排便通畅了，又经过一个多月的调治，大便一日一解，其余症状也得到明显改善。

"小妙招"——黑芝麻乃便秘的克星

由于饮水不足，或者过食辛辣，或器质性病变，或者功能性改变等因素，都会造成便秘。人参黑芝麻饮的食材主要包括人参、黑芝麻和饴糖。其中人参味甘，微苦，微温，能大补元气，益胃生津，尤其适用于老年元气匮乏者。黑芝麻味甘性平，有补血润肠，生津养发，强身健体之功效。饴糖有缓中补虚，生津润燥的作用。烹调成饮，对于便秘伴有面色苍白、呼吸短促、四肢乏力、饮食减少、易于感冒等症状时，有上佳疗效。

"小提示"

● 取东北人参 5g，黑芝麻 20g，饴糖 15g，先将人参煎汤去渣，再加入粉碎后的黑芝麻和饴糖，再加入清水煮沸，早晚各饮一次。

● 可加入花生仁、核桃仁等，疗效更佳。

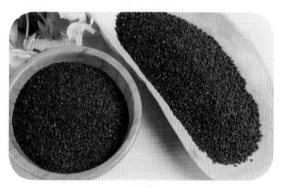

黑芝麻

47 老年便秘

"小案例"

老年便秘是指排便次数减少，同时排便困难，粪便干结。便秘是老年人的常见症状，约1/3的老年人可出现便秘，严重影响老年人的生活质量。赵女士，65岁，3年前出现排便次数减少，平均每4日一次，上厕所虽用力努挣，仍难解下。赵女士被便秘困扰，整日心情不畅，由于宿便堆积在场内，导致了她的肚子越来越大，邻居告诉她用火麻仁可以治疗老年人便秘。于是赵女士每天取火麻仁15g，水煎取汁，每日服2次。服用火麻仁3天后，赵女士排便比以前顺畅了，坚持服用了3个月后，便秘痊愈。

"小妙招"——火麻仁巧治老年便秘

麻子仁粥的主要食材包括火麻仁和粳米。火麻仁含有脂肪油、蛋白质、矿物质及多种维生素。因脂肪油可润燥滑肠，故中医常用"云麻一号"火麻仁来治疗大便燥结，尤其适用于治疗老年人血虚津枯之便秘。另外，诸如虚弱与热积病后的便秘，同样可以食用麻子仁粥来治疗。

"小提示"——控制用量

● 取火麻仁 15g, 粳米适量, 加水研磨, 取汁分两次煮粥食。

● 大量食用火麻仁会导致中毒。如食炒火麻仁 60 ~ 120g, 大多在食后 1 ~ 2 小时内发病, 中毒症状为恶心呕吐、腹泻、四肢发麻、精神错乱、瞳孔散大等。

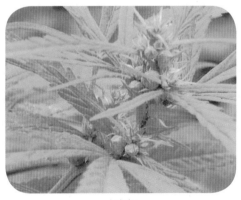

火麻仁

"小案例"

王大爷今年 69 岁，中年时患有前列腺炎，经过治疗，已经没有了症状。春节时，由于房子问题，与其儿女们发生了口角，此后一直闷闷不乐，便出现了排尿时疼痛的症状，有时还伴有烧灼感，身体疲乏无力。于是前来医院就诊，经过一系列的检查，确诊为慢性前列腺炎。此次，王大爷旧病复发，医生建议王大爷回家后坚持使用一个专门治疗慢性前列腺炎的食疗方子，即川芎与红茶各 6g，每天泡水服用，直至症状消失为止。王大爷坚持了一个月后，上述症状有了明显改善。

"小妙招"——川芎治慢性前列腺炎显奇效

川芎味辛性温，有活血行气，祛风止痛的作用。经验证，川芎能够治疗慢性前列腺炎。现代研究表明，红茶不仅有利尿的作用，还有消炎杀菌的作用，对慢性前列腺炎的治疗既对症又对因，川芎与红茶同用，对慢性前列腺炎的治疗有事半功倍的作用。此外，川芎能够治疗各种类型的头痛，其中以川芎、绿茶叶、杭白菊各 3g，用沸水冲泡当茶饮，可作为风热头痛的辅助治疗。

"小提示"——坚持用药

● 慢性前列腺炎易反复发作，故需坚持用药，使用川芎红茶饮时，当症状缓解后，仍要坚持服用。

● 慢性前列腺炎的患者应保持心情舒畅，适当缓解精神压力，对疾病的治疗和预后均有积极作用。

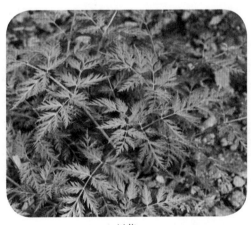

川芎

"小案例"

小张是一名医生，由于每天门诊的患者比较多，每次门诊几乎一上午都不能去一次厕所，每每如此，久而久之，便患上了前列腺肥大，具体表现为膀胱刺激征（尿频、尿急等症状）。经同事提醒，小张想起了中药南瓜子可治疗前列腺肥大。于是，小赵每天上班都带着炒好的南瓜子，午饭时间食用，没过多久，就恢复了健康。

"小妙招"——南瓜子巧治前列腺肥大

南瓜子性微寒，有补脾益气，下乳汁，润肺燥，驱虫等功效。南瓜子中的活性成分和丰富的锌元素，不仅对前列腺有保健作用，还可以治疗前列腺肥大。此外，南瓜子能治疗多种疾病，例如，南瓜子里面含有多种维生素和胡萝卜素，常吃南瓜子，不但可以起到杀灭人体内寄生虫的功效，而且还能降血压。所以，高血压患者可以经常食用南瓜子，可起到降压的作用。

"小提示"——食用禁忌

● 南瓜子不能与羊肉同食，否则会引起腹胀、胸闷等症。

● 每日炒食南瓜子，不定时吃，连用数天，也可根据病情轻重食用，上述膀胱刺激征就可完全缓解。

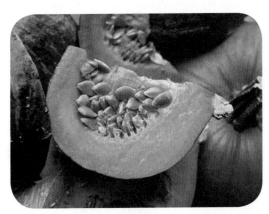

南瓜子

50 小便不利

"小案例"

小便不利是指小便量少、排尿困难，甚至小便闭塞不通，可由前列腺肥大、手术后尿路粘连、尿路结石、外伤、肿瘤等因素导致。建筑工人大刘是个五大三粗的爷们，每天在工地爬上爬下，有着使不完的力气。由于一次意外从脚手架上坠落，损伤了输尿管，让他每天忍受着小便不畅、排尿困难、排尿疼痛的痛楚，而且尿中带血更是让大刘忧心忡忡。医生给他开出了血余炭煎的处方，只三剂药，就让大刘的小便畅通无阻，疼痛消失。不仅仅治愈了大刘身体上的伤口，也解决了他心中的忧愁。

"小妙招"——血余炭巧通小便

血余炭煎由血余炭和土鳖虫组成。其中，血余炭即人头发烧制成的炭化物，具有活血止血，化瘀利尿的功效；土鳖虫，又称土元，能活血散瘀止痛；二物合用，对于以小便不利、尿血、尿痛、痛处固定不移、舌质紫黯，或血色紫黯有块为主要证候的疾病，能起到活血通便，止血止痛的神奇功效。

"小提示"

● 取血余炭 10g，土鳖虫 7 只，用适量 40 度白酒浸泡，2小时后饮用，每服 25g，每天 2 次。

● 孕妇忌用土鳖虫。

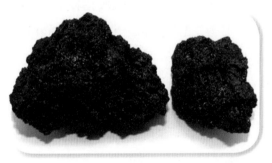

血余炭

"小案例"

贾先生今年 32 岁，患有泌尿系结石一月有余，治疗几次之后都没有什么显著的效果，遂找一名老中医治疗。这位老中医为贾先生开了一味中药——桃胶，嘱其每次使用 15g，放入锅中蒸化，和渣一起服用。贾先生按照处方要求，坚持服用了 3 日后，结石顺利排出，身体痊愈。

"小妙招"——巧用桃胶治泌尿系结石

桃胶性味甘苦，无毒，主要治疗石淋、血淋和痢疾。桃胶也是一味食材，与酸奶、鲜奶、果脯、炼乳、白糖一起可以制作成桃胶奶油，在涮火锅的时候可以享用。桃胶还可以治疗胃痛、胃炎，每次取比黄豆粒大一点的桃胶，清水洗净，充分咀嚼，温开水送服，早晚各一次，坚持服用 30 天，可以根治胃炎。春夏秋季桃树上都有桃胶，雨后可到桃树上去摘采，冬季时，桃胶多为干燥的，效果也很好。自行收集的桃胶，不但节约了钱，而且可以用这个小偏方治疗相关疾病，这对广大人民来说，是一件值得推广的美事。

"小提示"——服药禁忌

● 孕妇或女性月经期间禁止服用桃胶。

● 新鲜桃胶洗净后拌上麻酱调料,是味道很好的美食。

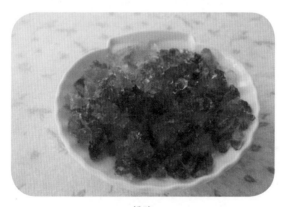

桃胶

"小案例"

随着时代的发展，工作压力增大、强度增高，一些人群会因为繁重的工作而饮水量不足，加上机体长时间处于高强度运行状态，肾脏就会出现"罢工"的情况，一些废物在肾脏内堆积，从而导致肾结石。刘先生是位开发商经理，他常年处于高强度的工作状态，饮水量大大减少，肾脏负担加重，一天他的左侧小腹剧烈疼痛，经检查为肾结石。他没有时间住院，家人得知金钱草能够治疗肾结石，于是让刘先生开始服用金钱草。每天将金钱草煎汤服用，一段时间后结石排出了，也不再腹痛了。

"小妙招"——金钱草巧攻肾结石

金钱草味甘、微苦，有清利湿热，通淋，消肿的功效。金钱草用于治疗热淋、沙淋、尿涩作痛、黄疸尿赤、痈肿疔疮、毒蛇咬伤、肝胆结石、尿路结石。金钱草有良好的利湿退黄及排石通淋的作用，用于治疗肝胆结石及尿路结石、热淋、黄疸时，可单用该品煎汤代茶饮。另外，金钱草用于疗疮肿毒、蛇虫咬伤及烫伤等症时，可用鲜金钱草捣汁饮服，以渣外敷局部。

“小提示”——服用方法及禁忌

● 金钱草治疗肾结石，每次取 15g，水煎服。

● 在排石的过程中，服用金钱草汤后，可以多喝水，同时配合蹦跳以助排石。

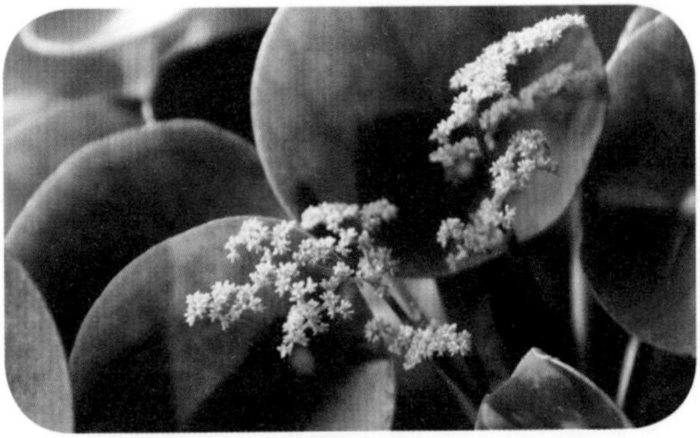

金钱草

"小案例"

乳糜尿的特征是小便混浊如乳汁，或似泔水、豆浆，故名。郑先生，43 岁，患有乳糜尿已经三个多月，经西医治疗之后症状有所改善，但不能完全根治。听邻居说中医治疗乳糜尿有奇效，便寻一老中医诊治，医生告诉他穿山甲可以治疗此病，首先将穿山甲研成细末，每次取用 10 ~ 12g，用黄酒送服，每日 3 次，经治疗一周后果然痊愈。

"小妙招"——穿山甲善治乳糜尿

穿山甲味咸性寒，有活血散结，通经下乳，消痈溃坚的作用。穿山甲为动物类药材，用药部位为鳞片，效用极佳。穿山甲还可以用于女人产后乳汁不下。《本经逢原》记载："穿山甲入厥阴、阳明二经。通经下乳，疟疾痈肿发痘为要药。盖其穴山而居，寓水而食，出阴入阳，能窜经络达于病所，凡风湿冷痹之证，因水湿所致，浑身上下强直不能屈伸，痛不可忍者，于五积散内加穿山甲七片、全蝎炒十个，葱姜水煎热服，取汗避风甚良。痈疽溃后不宜服。"此外，穿山甲还可以用于治疗疟疾。

"小提示"——使用方法

● 穿山甲有大毒，在用药之前要经过炮制。

● 由于穿山甲属于国家保护动物，所以应加以保护。日常生活中也可以用油炸后的鲤鱼鳞来代替。

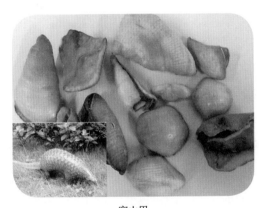

穿山甲

"小案例"

都市白领由于工作压力、精神紧张的问题，很多人结婚后却要不上孩子。李峰今年 28 岁，结婚已经两年了，至今没有孩子，家里人整日为这事烦恼，不孕不育给他带来了许多压力，于是他跟妻子一起去医院做了相关检查，结果显示，是由于李峰精子数量少，导致了妻子不孕。他把此事告知了母亲，于是他的母亲特意从老中医手中淘来了偏方。李峰坚持服用了肉苁蓉煎剂 30 天，三个月后的一天，他的妻子出现了恶心、呕吐的症状，经过检查，李峰的妻子已经怀孕三周了，一家人别提多高兴了。

"小妙招"——巧用肉苁蓉治少精

肉苁蓉味甘性温，有补肾阳，益精血，润肠道的功效。主要治疗肾阳虚衰（怕冷），精血不足之阳痿，遗精，白浊尿频余沥，腰痛脚弱，耳鸣目花，月经衍期（延后），宫寒不孕，肠燥便秘等疾病。肉苁蓉能显著提高小肠推进速度，缩短通便时间，同时对大肠的水分吸收也有明显的抑制作用，从而促进粪便的湿润和排泄，具有真正的润肠通便作用。肉苁蓉还可调节循环系统，具有如下作用：保护缺血心肌；降血脂，抗动脉粥样硬化，抗血栓形成；降低外周血管阻力，扩张外周血管，降低血压；保护肝脏，抗脂肪肝。

"小提示"——坚持用药

● 取肉苁蓉 30g，水煎服，每日 1 剂，连续 30 天，也可长期服用，直到达到治疗目的。

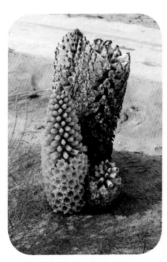

肉苁蓉

55 手足心热

"小案例"

小艳今年 29 岁，最近出现了手脚心热的症状，总是想把手脚放在凉的物体上。冬天还好，但到了夏天，手脚心甚至出汗，这给小艳带来了很大的困扰，于是小艳来到中医科门诊就诊。医生询问了小艳的基本病症，诊断小艳为血虚导致的手足心热，嘱其服用地骨皮牡蛎汤，回到家后，小艳照此方法，服用一周左右，手足心热的症状减轻了。

"小妙招"——地骨皮清除手足心热有奇效

血虚导致的手足心热多见于年轻女性，多伴有痛经。最典型的表现就是夏天手心热、冬天却手脚冰凉。地骨皮有清虚热的作用，因此能治疗由于血虚引起的手足心热。取地骨皮 30g、桑白皮 15g、麦冬 10g、面粉适量，把地骨皮、桑白皮、麦冬放入砂锅中浸泡 20 分钟，再煎 20 分钟去渣取汁，用面粉调成糊共煮为稀粥，可以随意饮用或佐食。此方能够有效治疗手足心热。同时还适用于糖尿病、多饮、身体消瘦者。

"小提示"——预防为关键

● 手足心发热的人，生活中不要生气，要禁食辛辣，"气有余便是火"，火热损伤阴血，会发生手足心热；辛辣食物也容易损伤阴血，阴不制阳，则会出现手足心热。儿童手足心热，则要注意饮食有节，多食易消化的食物。

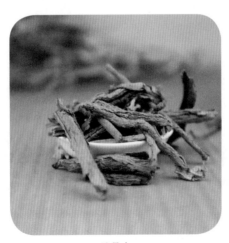

地骨皮

"小案例"

腰痛分为很多种，在如今的社会，肾虚腰痛者居多，每天的应酬、工作使人们所耗伤的精气太多，肾为先天之本，耗费元气过多可导致腰痛，并长期困扰着人们。张先生，36岁，因工作和应酬导致肾虚，进而腰痛，不能正常的生活和工作，又没有时间进行系统的治疗，后来到中医院寻医，经诊断后，医生告诉他用杜仲15g，猪肾2个，做成汤，回家之后坚持服用，一周以后，便有所缓解，一个月后基本痊愈。

"小妙招"——巧用杜仲治腰痛

杜仲味甘性温，具有补肝肾，强筋骨之功效，杜仲还可以做成酒饮，方便了不少不爱吃中药的患者，如做成杜仲酒，以补肝肾。杜仲诸无所忌，可以起到很好的养生补益作用。杜仲可以治疗腰脊酸疼，足膝痿弱，小便点滴不尽，外阴湿痒，同时还能治疗高血压，还有安胎的功效。杜仲对免疫系统、内分泌系统、中枢神经系统、循环系统和泌尿系统都有不同程度的调节作用，杜仲能够增强人体的免疫力，对生活压力大、身体处于亚健康的人群有很好的补益作用。

"小提示"——使用方法

- 在杜仲、猪腰煎煮中加入生姜 2 片，葱 1 根，效果极佳。
- 阴虚火旺者（烦躁易怒，两颧潮红，手脚心热）慎服杜仲。

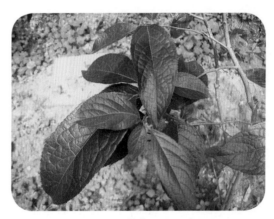

杜仲

"小案例"

朱先生，在服装店卖衣服，平时比较喜欢运动，由于劳累加之运动时间过长，他经常感到腰痛，且腰部肌肉日渐僵硬，疼痛加剧，日间劳累加重，休息后可减轻，时轻时重，腰痛就这样折磨着朱先生。经检查，CT 片显示：L5 ~ S1 有轻微的突出。腰痛的主要原因还是腰肌劳损，医生嘱其先治疗腰肌劳损，告诉他用炒韭菜籽 6g、胡桃仁 5 枚煮汤服用，一周之后腰肌劳损的症状便有所缓解。

"小妙招"——韭菜籽善治腰肌劳损

腰肌劳损的缓解办法有很多，如坐在椅子上的时候，将后背紧靠椅背，可以缓解腰肌劳损带来的疼痛。韭菜籽有补肾，温中，活血化瘀的作用，服用此方再配合平时的康复训练，并注意坐姿等，可以非常有效地治疗腰肌劳损。通过食疗治疗腰痛也是非常便捷的。韭菜还能治疗胸痹，心中急痛如锥刺，不得俯仰，自汗出或痛彻背上，具体做法为取生韭菜或韭菜根五斤（洗），捣汁，灌服少许，即吐胸中的瘀血、败血等。

"小提示"——使用禁忌

● 有疮疡或眼部疾病的患者忌食韭菜。

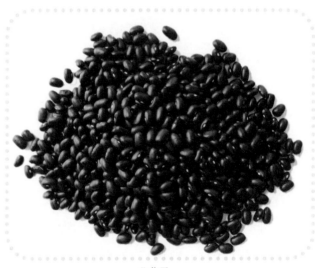

韭菜子

"小案例"

"遗尿"，俗称"尿床"，是指睡中小便自遗，醒后方觉。多见于 3 ~ 12 岁小孩。王先生 10 岁的儿子仍然有尿床的现象，王先生之前总是痛斥孩子，后来在与朋友谈话的过程中意识到儿子尿床是一种疾病，需要治疗才行。王先生听取了他朋友的建议，将蜂房焙干研成细末，每次给他儿子口服 3g，每日 3 次，服用两周以后便再也没有尿床的现象了。

"小妙招"——巧用蜂房治遗尿

蜂房呈圆盘状或不规则的扁块状，有的似莲房状，大小不一，表面灰白色或灰褐色，腹面有多数整齐的六角形房孔，孔径 3 ~ 4mm 或 6 ~ 8mm，背面有 1 个或数个黑色短柄，体轻，质韧，略有弹性。蜂房有攻毒杀虫，祛风止痛之功效。主要用于外用，一般外用取 3 ~ 5g，可以治疗疮疡肿痛等病症。本品治疗小儿遗尿属于验方，研末服下效果极佳。新鲜干净的蜂房还可以治疗鼻炎。

"小提示"——使用方法

● 蜂房内外皆可用，外用居多。

● 本品质酥脆或坚硬者不可供药用。

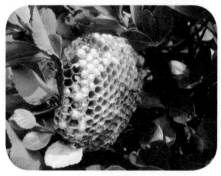

蜂房

59 乳腺炎

"小案例"

郑女士是位刚刚给孩子断奶的母亲，由于乳汁淤积在乳腺里，又正赶上夏日气候炎热，导致了乳腺炎。郑女士的乳房红肿疼痛，饱受痛苦。服用了一些药物后，症状仍没有减轻。看着她每天经受疼痛折磨，郑女士的老公非常心疼爱妻，他多方打听，得知了一个民间药方。将洗净的蒲公英用沸水焯 1 分钟，沥出，用冷水冲一下，可以加入豆瓣酱食用。连续食用一个星期左右，郑女士的疼痛日渐减轻，全家人都跟着高兴。20 天以后，郑女士的乳腺炎完全康复了。

"小妙招"——蒲公英治疗乳腺炎有奇效

蒲公英味苦性寒，有清热解毒，消肿散结，利尿的功效，主要用于治疗疔疮肿毒，乳腺炎，淋巴结肿大，眼睛红肿疼痛，咽痛，肺炎，肠炎，黄疸，小便涩痛。《唐本草》曰："蒲公英主妇人乳痈肿。"蒲公英在过去一般仅用于乳痈、疮肿。近年来本品在临床上广泛使用，发现它除了有良好的清热解毒作用之外，尚有利尿、缓泻的功效。蒲公英不仅可用于外科疮痈，且可用于治上述内科疾患。

"小提示"——煎服时间不宜长

● 蒲公英对热毒所致的乳腺炎、肿痛、疔疮有良好的效果，可单独煎汁内服，或外敷局部。

● 蒲公英可生吃、炒食、做汤、炝拌，风味独特。

● 单味新鲜者，捣碎，取汁直接敷于痛处，可治肺癌引起的疼痛。

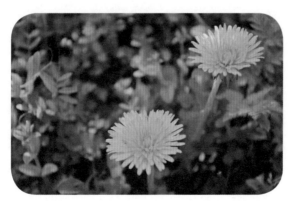

蒲公英

60 丰 胸

"小案例"

　　爱美是女人的天性，窈窕的身材更是每个女性的共同追求。最能凸显女性外在美的就是凹凸有致的身材。为了解决许多女性追求美丽的需求，各类的丰胸产品、手段应运而生。小沈生了一张好脸蛋，从小就是班花、校花，可是，随着年龄的增长，受到的关注却越来越少，这让她的自尊心受到了不小的打击，都是因为她扁平的胸部。小沈试用了许多丰胸产品，内服外涂，不但没有效果，还打乱了生理周期。之后，她才开始寻找一些更加绿色健康的丰胸办法，最终选择了牛奶木瓜汤。服用了一个月后，不但胸部的尺寸见长，而且皮肤也更加的明艳动人，令小沈重新找到了自信。

"小妙招"——木瓜善于丰胸

　　牛奶木瓜汤中，木瓜作为主要的丰胸美容的材料，其含有丰富的木瓜酵素和维生素 A，能促进蛋白质的分解和雌性激素的分泌，从而加强机体对营养物质的吸收和利用，保持皮肤的弹性和紧致，帮助胸部发育；牛奶营养丰富，是易得的养生保健的上品，有着均衡营养，滋润、美白肌肤，抗皱减肥的强大功效。两者同饮，能帮助女性朋友们美容养颜、延缓衰老，令女性朋友们更加光彩夺目、青春焕发。

"小提示"

● 选取新鲜成熟的木瓜一个（约800g），切丁后搅碎成泥，再加入200mL水，煮沸20分钟，待水温降至60℃左右时，加入采用巴氏消毒法消毒的牛奶，搅拌均匀后饮用，每天500 ~ 1000mL。

● 牛奶煮沸后营养成分会极大流失，在制作时，应当在70℃以下加入。

● 成熟的木瓜口感偏酸，可适当加入蜂蜜调味。

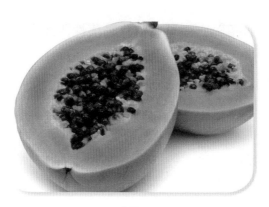

木瓜

61 霉菌性阴道炎

"小案例"

霉菌性阴道炎是因免疫力低下和念珠菌感染引起的外阴阴道炎症，是较为常见的妇科疾病。范女士近日出现频繁的外阴瘙痒，这让她寝食难安，更羞于启齿。后来在母亲的陪伴下，鼓起勇气到医院妇科诊治，医生给开出了萹蓄粳米粥的处方，服用了15天后，外阴就不再瘙痒了，其他症状也得到了不同程度的缓解。

"小妙招"——萹蓄治疗霉菌性阴道炎显奇功

萹蓄粳米粥中，包括萹蓄、川萆薢和粳米三种主要成分。其中，萹蓄能利尿通淋，川萆薢能利湿止痒，合用可以有效杀灭念珠菌，缓解外阴瘙痒、排尿疼痛等症状。粳米又能健脾益气，能增强抵抗力，可有效防止细菌感染，改善气短乏力、倦怠嗜睡、腹泻等症状。此粥亦可用于其他以小便混浊、外阴瘙痒为主要表现的男女外阴疾病。

"小提示"

● 取萹蓄 30g，川萆薢 15g，以适量清水煎汤，去渣后加入粳米 50g 煮粥，食用时依口味加入适量冰糖调味，每天服用 2 次。

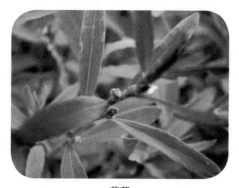

萹蓄

"小案例"

　　月经不调是最常见的妇科疾病，几乎每一位女性都或多或少、或轻或重的遇到过这个问题，主要表现为痛经，月经周期和出血量异常等症状。常见的致病因素包括情绪失常、饮食过辣或过冷、节食、嗜烟酗酒等。小章是个青春靓丽的大学生，前些天因为和男朋友吵架、冷战，一直闷闷不乐，例假推迟了 5 天，并且出现严重的小腹刺痛，并伴随有乳房胀痛，经血中还带有血块。小章先吃了止痛药，才勉强支撑下来，于是到医院就诊。医生给出了月季花糕的食疗处方。小章坚持吃了一个月后，例假准时到来，而且没出现之前的症状。

"小妙招"——月季花善治月经不调

　　月季花是中国十大名花之一，被誉为"花中皇后"，是幸福、美好、友谊的象征，不仅有着很高的观赏价值，对很多疾病也有很好的疗效。月季花入肝经，有活血调经，消肿止痛的功效，对于气滞血郁型痛经有很好的疗效，即主要表现为经期小腹疼痛难忍，胀痛或刺痛，经期延长，或乳房胀痛、胁肋不适，或经血色黯、带有血块等症状。

"小提示"

● 取鲜月季花 100g，用糖渍半小时，和入面浆，用勺舀面浆于五成热的油中炸酥，当作早晚餐或点心食用。

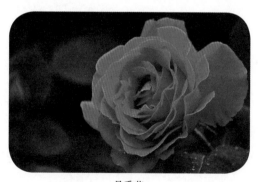

月季花

"小案例"

痛经困扰着很多女性，每次月事一至，便出现小腹疼痛不已，很多女性以为这属于正常现象，其实不然，痛经实则是一种疾病，应该尽早治疗。张女士因为不愿再忍受痛经给她带来的痛苦，同时得知痛经日久会导致各种妇科疾病，于是四处搜寻治疗办法，最后寻得一良方：取干姜、大枣、红糖各 30g，干姜洗净，大枣去核，加红糖煎汤，喝汤吃大枣，每次月经将至的时候服用。坚持服用了 3 个月后，张女士的痛经症状消失了。

"小妙招"——大枣巧治痛经

对于痛经的治疗，多选择红糖、大枣等补血和中之品，月经将至便提前服用。此方不仅能治疗痛经，对于平常有脾胃虚寒怕冷，或四肢不温、食欲差的人群也有很好的补益效果。大枣有补中益气，养血安神的功效，用于治疗脾虚食少、乏力、泄泻。大枣还能预防输血反应，抗肿瘤，抗氧化，降血压，降胆固醇，保肝护肝，提高免疫力，防治脑供血不足，抗过敏，防治心血管病，防治骨质疏松和贫血。大枣是日常保健养生的佳品，男女老少皆宜，俗话说："一日食三枣，青春永不老。"

"小提示"——使用方法

● 大枣能温中补阳，中阳虚弱（胃部怕冷、腹胀）之人可以常食。

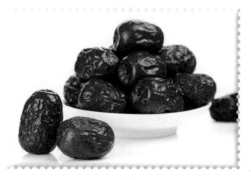

大枣

64 痛经

"小案例"

小美是一名大三的学生，平时爱生闷气，每次来月经的前三天，小腹就开始疼痛，只能在床上休息，严重影响其学习和生活。小美的妈妈心疼自己的女儿，陪她去过多家医院就诊，服用过各种中药、西药，都没有太大的效果。有一天小美的妈妈在与好友聊天的时候，谈到了关于小美痛经的事情，其好友自述，当年她也和小美一样，但现在不再痛经了。这位好友把治疗痛经的食疗方子告知了小美的妈妈，即红花粥：红花 10g，粳米 100g，也可加入几朵月季花，煮粥。坚持服用一段时间后，小美的痛经真的痊愈了。

"小妙招"——巧用红花治疗痛经

红花味辛，性温，具有通经活络，活血化瘀的功效，主治各种妇科疾病。来月经时，小肚子有坠胀感，月经有血块，而在月经后，觉得比较舒服，这时使用红花效果比较好。藏红花的疗效比普通红花要更好一些，所以建议您尽量食用藏红花。

"小提示" ——孕妇禁用

● 红花能刺激子宫收缩，易引起流产，因此孕妇禁用。

● 中病即止，当痛经症状消失时，应停止服用。

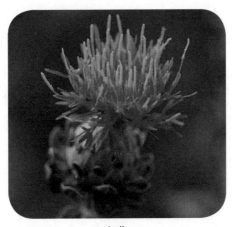

红花

65 崩漏

"小案例"

崩漏可发生在月经初潮后至绝经的任何年龄，严重者会影响生育，危害健康。崩漏属于妇科常见病，也是疑难急重病证。那么治疗崩漏有什么好办法呢？有一位孙女士，26 岁，患有崩漏，不光影响身体健康，还严重影响了自己的情绪和生活。她听老一辈的妇女说蚕沙治疗崩漏的效果奇佳，于是便买来蚕沙，炒炭研细末，每次取用 9g，用黄酒送服，9 天后便痊愈了。

"小妙招"——蚕沙治疗崩漏有奇效

蚕沙味甘性温，有燥湿，祛风，和胃，活血定痛之功效。蚕沙治疗女性崩漏有很好的疗效。民间有用蚕沙作为枕头的填充物，长期使用，有清肝明目之功效。蚕沙还可用于腰膝关节疼痛，月经过多，腹痛，皮肤风疹等。蚕沙与木瓜均能祛风湿，和胃化湿，可以治疗风湿病引起的肢体拘挛及湿阻中焦之呕吐、泄泻。蚕沙作用较缓，又善祛风，故凡风湿痹痛，不论风重、湿重均可应用；木瓜善舒筋活络，长于治筋脉拘挛，除常用于湿阻中焦吐泻转筋外，也可用于血虚肝旺，筋脉失养，挛急疼痛等。

"小提示"——煎药方法

● 蚕沙煎服方法：用纱布包好，扎紧，放入锅中煎煮。

● 蚕沙外用时应装布袋，蒸热后，熨患处。

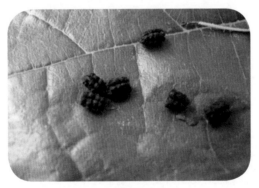

蚕沙

"小案例"

　　妊娠呕吐是多数怀孕的妇女都会遇到的问题，同时还可能伴随着头晕、嗜睡、食欲不振、厌油、偏食等症状。个别伴有频繁呕吐的妇女，可能出现无法进食，甚至因新陈代谢障碍而危及生命的现象。乐女士在一次晚饭时突然呕吐，到医院确诊为早期妊娠后，给全家带来了惊喜，但是好事多磨，乐女士的呕吐次数越来越频繁，甚至不思饮食，闻到油烟就恶心。到医院就诊后，医生给出了茯苓汤的处方。服用了一周后，乐女士症状就得到了明显的缓解。

"小妙招"——茯苓善治妊娠呕吐

　　茯苓汤由茯苓、陈皮和生姜组成。其中，茯苓能健脾利水，陈皮燥湿理气，生姜和胃止呕，三药合用，对于以呕吐、厌食、厌油、食欲不振，或伴有腹泻、痰多为主要表现的病症，能起到止呕开胃、健脾助消化的作用，尤其对妊娠呕吐效果甚佳。茯苓能够健脾胃，可治疗失眠，如制成茯苓饼食用，口感更佳，不仅是食疗佳品，还可以起到养生保健的作用。

"小提示"

● 取新鲜生姜,洗净榨汁,再取茯苓 25g,陈皮 5g,加水 100mL,煮沸煎汤至 50mL,服用时加入生姜汁 10 滴,每天服用一次。

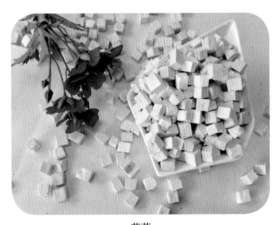

茯苓

67 产后瘀阻腹痛

"小案例"

产后瘀阻腹痛，又称"儿枕痛"，是指产妇在产褥期内恶露量少，排除不畅，血色紫黯，且有血块，面色青白，四肢不温等症状。周姐是位高龄产妇，三天前，历尽艰辛，顺产下一名男婴，还没来得及好好地享受初为人母的喜悦，就出现难以忍受的小腹疼痛，伴有点滴不尽的恶露，血色发紫，还带有血块。她的主治医生嘱咐她每天喝两碗桃仁粥，不出 7 天，周姐排出了许多恶露，小肚子就不再疼了。

"小妙招"——桃仁治疗产后瘀阻腹痛有奇效

桃仁粥中，桃仁能活血祛瘀，对于产后瘀阻腹痛、血瘀型痛经（小腹刺痛，痛处固定，经血色紫暗，带有血块）和跌打扭伤均有活血止痛的作用；粳米能健脾补虚，对于产后康复有着很好的促进作用。二物合煮成粥，是治疗产后瘀阻腹痛的首选食疗佳品。桃仁还可以治疗痛经，对于每次月经都有血块的妇女，可以时常食用桃仁，对缓解痛经有很好的效果。

"小提示"

● 取干燥桃仁 10g，洗净后浸泡 20 分钟，兑入 100g 粳米，煮粥，每服 100mL，每天 2 次。

● 孕妇忌用桃仁。

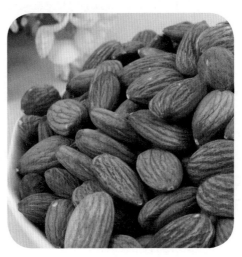

桃仁

68 产后出血

“小案例”

刘女士今年 28 岁，刚生完小孩一周，由于是第一胎，生产时，精神很紧张，加上宝宝体型较大，所以顺产时，刘女士受了不少的罪。刚开始，没什么不舒服的感觉，大概过了一周后，张女士开始出现阴道少量出血，断断续续地持续了一周，也没有好转的迹象。于是来到中医妇产科就诊，医生告诉刘女士，这是因为生产时，消耗了太多的正气，导致血液失去了控制，所以才会出现阴道出血的症状，这就是老百姓所说的“产后出血”，回去吃点中药就好了。具体做法为：将荆芥穗炒黑或焦黄，研成粉末，冲服，每次 6g。刘女士按照此方法，过了大概一周的时间，刘女士的病真的好了。

“小妙招”——巧用荆芥穗治疗产后出血

荆芥穗，性微温，具有祛风，解表，透疹，止血的作用，主要治疗感冒发热，头痛，目痒，咳嗽，咽喉肿痛，麻疹，痈肿，疮疥，吐血。荆芥穗炒炭还可治疗便血，崩漏，产后血晕。用于止血时，一般都用炒荆芥。荆芥具有强烈的香气，主要以鲜嫩的茎叶供作蔬菜食用。荆芥富含芳香油，以叶片含量最高，味鲜美，还可驱虫灭菌，生食熟食均可，但以凉拌为多，一般将嫩尖作为夏季调味料。

"小提示"——坚持用药

● 治疗产后出血时,应坚持用药,不可半途而废。

● 另外需要特别注意的是,在服用荆芥的时候,不可同时吃驴肉和无鳞鱼,若是同时服用会出现中毒现象,如腹痛、恶心等症状。

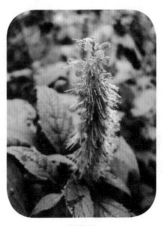

荆芥穗

"小案例"

安女士，24 岁，产后 20 天无法进行自行排尿。之前顺产一男婴，体重 3700g，分娩当日 13 点回病房，一直无法自行排尿，也没有及时通知医生和护士，分娩次日 8:30 因无法排尿，行导尿处理，当时导出 1000mL 尿液，之后持续留置导尿管，至产后 7 天仍然无法自行排尿，带留置导尿管回家，回家后曾多次尝试拔出导尿管自行排尿，都以失败告终。安女士此次产后 20 天仍然无法排尿，经中医医生问诊之后，开了一味中药——紫苏叶 10g，煎水代茶饮，每日一剂，服用 7 天后便可自行排尿。

"小妙招"——紫苏叶善治产后尿潴留

紫苏叶，味辛性温，无毒，有散寒解表，理气宽中，理气和营之功效。紫苏叶主要治疗风寒感冒，当人们出现恶寒发热，咳嗽，气喘，胸腹胀满的症状时，服用紫苏叶效果很好。紫苏叶还可以治疗胎动不安，并能解鱼蟹毒。紫苏子，即紫苏的种子，有镇咳平喘，祛痰的功能。紫苏全草可蒸馏成紫苏油，种子制成的油也称苏子油，长期食用苏子油对治疗冠心病及高血脂有明显疗效。

"小提示"——煎药时间

● 紫苏叶取原药材，除去杂质及老梗，或喷淋清水，稍润，切成宽丝，干燥，炮制后贮存于干燥容器内，置阴凉干燥处。

● 紫苏叶的煎煮时间不宜过长。

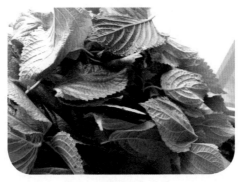

紫苏叶

70 产后乳汁不下

"小案例"

产后乳汁不下是许多产妇都遭遇到的问题，困扰着很多幸福甜蜜的家庭。梁小姐经过十月怀胎，刚刚体会到初为人母的幸福和喜悦，却因为产后乳汁不下，不能哺育自己的女儿而烦闷。经医生建议，梁小姐开始尝试鲫鱼汤下奶的方法。两天后，梁小姐的乳汁就通畅了。望着吃饱后甜甜睡去的女儿，梁小姐的幸福之情也溢于言表。

"小妙招"——鲫鱼汤通乳有奇效

产后乳汁不下主要是由于脾胃虚弱或情绪不良导致，常见的表现包括胃胀反酸、嗳气呕吐、食欲差、痛经、经期乳房胀痛、乳腺小叶增生等。鲫鱼不仅仅味道鲜美，更能健脾开胃柔肝，对于脾胃虚弱的患者，具有催乳下奶的神奇功效，是给哺乳期妇女加强营养、通乳育儿的首选食材。产后妇女坚持服用鲫鱼汤，不仅可以下奶，还可以保证奶水充足。

"小提示"

● 选取新鲜鲫鱼 3 ~ 5 条，洗净，刮去鳞片，去掉内脏，依口味加入适当盐等作料，煮汤至乳白色，每日喝三碗。

● 汤中加入木瓜，可加强健脾通乳的功效。

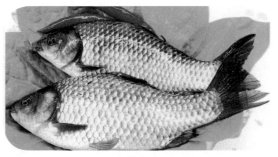

鲫鱼

71 产后乳汁不下

"小案例"

　　产后乳汁不下，是指产妇在哺乳时乳汁很少甚至没有，不能正常喂养婴儿的病症，通常是因产妇的精神、情绪的异常，或营养不充，或乳腺发育不良引起。小李三天前生了个大胖儿子，前两天还能正常哺乳，但是产后第三天开始，奶水就明显减少，到了第五天，就几乎没有奶水分泌了，这可急坏了全家人。医生给出了炮山甲的处方，吃了两天，小李的奶水就逐渐多了起来，很快就能满足小宝宝的需求了。

"小妙招"——穿山甲善治产后乳汁不下

　　穿山甲（图53），入药部分是穿山甲的鳞片，具有催乳下乳的神奇功效，对于各种因素导致的产后乳汁不下，均可使用。穿山甲还能活血通经，对于血瘀型痛经（血色紫黯，带有血块）、闭经等有通经止痛的效果；此外，对于以游走性疼痛、痛处不固定为特点的风湿性关节炎和类风湿关节炎，穿山甲也有很好的疗效；此外，穿山甲还善治各类痈疖，功效多样。

"小提示"

● 取炮制的穿山甲 10g，研成细末，随酒服下。

● 穿山甲用法：下乳、治风湿痹痛时当炮制，痛经活血时当醋制。

● 穿山甲为国家级保护动物，可使用油炸的干鲤鱼鳞片代替。

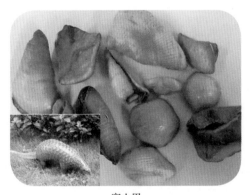

穿山甲

"小案例"

小芹今年 26 岁，刚生完宝宝两个星期，她自觉身体已经恢复好了，于是就开始收拾家务，并且手洗了家人的衣服，一天下来，除了累，没感觉到其他的不适。但过了几天，小芹开始出现全身肌肉关节的疼痛，并且怕风、怕冷。家人吓坏了，于是连忙带她来到中医门诊就诊，经医生问诊，确诊为产后风湿，医生认为是由于产后接触凉水及受累所致，考虑到小芹现在仍处于哺乳期，不能乱用药物，因此给小芹开了中药：桂枝 15g，少量生姜及大枣，水煎服。经过一周的服药，小芹的症状有了缓解。

"小妙招"——巧用桂枝治产后风湿

产后风湿是严重危害妇女健康的一种疾病，以局部肢体酸痛、麻木、恶风、怕冷为主症，遇阴雨天加重为特征。长年累月，经久不愈，给患者身心带来极大伤害。用桂枝可以激发人体的正气来抵御疾病，治疗产后风湿效果极佳。此外，桂枝还有很多作用，可以治疗冬天受寒后引起的轻症感冒，如怕冷、畏寒、鼻塞流涕；还可治疗风湿性关节炎、类风湿关节炎、各种关节炎滑囊积液；此外，桂枝还可以治疗慢性支气管炎、肺气肿、慢性肺部感染等多种疾病。

"小提示"——中病即止

● 孕妇及月经量过多者慎用。治疗产后风湿，桂枝作用力相对较弱，加入相关佐使的药物，作用效果会更好。

● 产后风湿多是因为产后受凉或没有得到良好的休息引起，因此，为了减少该病的发生，在产后，应多加休息，不能过度劳累。

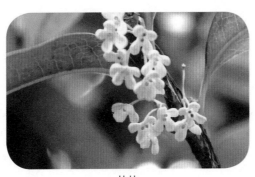

桂枝

"小案例"

惊风是小儿时期常见的一种急重病证，以抽搐、昏迷为主要特征。任何季节均可发生，一般以 1 ~ 5 岁的小儿为多见。其病情往往比较凶险，变化迅速，甚至威胁小儿生命。本病可因高烧不退引起。小露露就是因为高烧了几天，体温一直降不下去，而后突然出现了全身抽搐、喉间有类似呼噜的粗呼吸等症状，经过医生抢救，小露露的病情得到了缓解。为了防止惊风的再度复发，医生嘱咐父母每天给小露露服用蝉蜕粥。经过几周的坚持治疗，小露露的惊风没再复发过，并且体温也恢复了正常。

"小妙招"——蝉蜕乃小儿惊风的克星

蝉蜕，性寒，具有疏散风热，利咽开音，透疹，明目，退眼部翳膜，息风止痉的作用。治疗小儿惊风的主要材料包括蝉蜕 5g、粳米 50g。首先将蝉蜕拣去杂质，洗净晒干，研为细末，然后与淘洗干净的粳米一同入锅，加水 500mL，先用旺火烧开，再转用文火熬煮成稀粥。此外，蝉蜕绿茶粥有治疗急慢性咽炎的作用，包括绿茶 10g、蝉蜕 5g、粳米 50 ~ 100g、冰糖适量。先将绿茶、蝉蜕加水适量煎煮，去渣取汁，加入粳米，煮熟后调入冰糖，再稍煮为稀粥，即成，每日早晚服食。

"小提示"——根据病情选药

● 若小孩出现比较严重的惊风，比如昏迷，这时就要送医院急诊治疗，以免威胁小孩的生命。

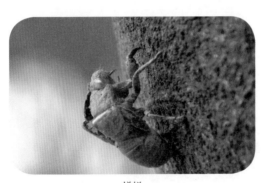

蝉蜕

"小案例"

百天内的婴儿机体未发育成熟，抵抗力较低，尤其是肺部娇嫩，一经外感很容易患肺部疾病，百日咳就是其中之一。小贾出生 70 多天了，因有家人得了感冒，小贾由于抵抗力低被感染了，他的症状发展很快，并且比较严重，经检查为百日咳。医院只是用抗生素为小贾治疗，他的父母深知抗生素的危害，经过打听得知全蝎能够治疗百日咳。于是小贾的父亲买来了全蝎，焙黄研末，用熟鸡蛋蘸全蝎末给小贾服用。经过几天的服用，小贾的百日咳症状明显减轻了，小贾的父母终于可以安心了。

"小妙招"——巧用全蝎治疗百日咳

全蝎味辛性平，有息风镇痉，攻毒散结，通络止痛的功效，为治痉挛抽搐之要药。主要治疗小儿惊风，抽搐痉挛，中风口眼㖞斜，半身不遂，破伤风，顽固性风湿性关节炎，偏正头痛，疮疡，淋巴结肿大。全蝎治疗百日咳是民间验方。此外全蝎搜风通络止痛的功效较强，用治偏正头痛，单味研末吞服即有效。单用全蝎，用香油炸黄内服，可治疗流行性腮腺炎。全蝎也可自己捕捉、炮制，具体方法为春末至秋初捕捉，除去泥沙，置沸水或沸盐水中，煮至全身僵硬，捞出，置通风处，阴干。

"小提示"——煎服时间不宜过长

● 全蝎 20g，焙黄研末，每次 0.5 ~ 1g，每天 2 次，用熟鸡蛋蘸全蝎末同服。用药 10 天即愈。

● 全蝎有毒，用量不宜过大。孕妇慎用。血虚生风者（指由失血、贫血或肝血不足而内生的肢体麻木、手足徐徐抽动、瘙痒、眩晕、震颤、甚至昏仆等症）慎用。

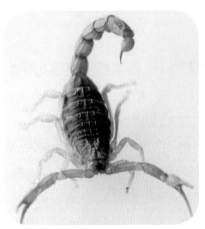

全蝎

"小案例"

儿童为稚阴稚阳之体，脏腑功能未发育完全，容易感染疾病，但是治疗之后的恢复效果也很好。小儿都是一个家庭中的宝贝，做父母的都不愿让孩子遭罪，所以治疗小儿的疾病还是要见效快，治疗方法越简单越好。冯家夫妇的宝贝儿子得了肝炎之后，就为了自己的孩子学了一招。他们从中医大夫那里得知白茅根能够治疗小儿肝炎，于是每天取白茅根 60g，水煎后加入适量糖，为其儿子服下。连续服用了七天后，其儿子的肝炎便痊愈了。

"小妙招"——白茅根治疗小儿肝炎显奇功

白茅根味甘性寒，有凉血止血，清热利尿的功效。单味白茅根，水煎服，还可以治疗吐泻不止的病证。白茅根汁还可以解酒毒，只需一升的白茅根汁即可。白茅根烧末，用猪脂和之，治疗因受风而面目肿痛的病症效果非常好。小便出血者，可以用白茅根代茶频饮。《神农本草经》记载："劳伤虚羸，补中益气，除瘀血、血闭寒热，利小便。"《本草纲目》记载："止吐衄诸血，伤寒哕逆，肺热喘急，水肿黄疸，解酒毒。"

"小提示"——使用禁忌

● 脾胃虚寒（腹胀、脘腹痛而喜温喜按、怕冷）者禁止服用白茅根。

● 溲多不渴（小便多且口不渴）者禁止服用白茅根。

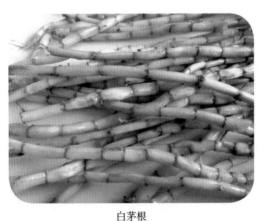

白茅根

"小案例"

患有湿疹的孩子起初可见皮肤发红、出现皮疹，继之皮肤发糙、脱屑，抚摩孩子的皮肤如同触摸在砂纸上一样。遇热、遇湿都可使湿疹表现显著。王女士的孩子，今年2岁，有一天孩子的皮肤发红，出现了皮疹，王女士心急如焚，前往医院就诊。经过医生的检查，确诊为小儿湿疹。医生告知王女士一个偏方：取红枣10颗，扁豆30g，加入适量的红糖，熬煮，口服。王女士按照医生的处方给孩子吃药，两天便痊愈了。

"小妙招"——巧用扁豆攻克小儿湿疹

"庭下秋风草欲平，年饥种豆绿成荫，白花青蔓高于屋，夜夜寒虫金石声。"该诗句描述的便是扁豆。扁豆味甘，性温，气清香而不串，性温和而色微黄，与脾性最合，有健脾除湿的功效，还可以治疗脾虚有湿，体倦乏力，少食便溏，水肿等症状。扁豆配合红枣常治疗脾胃类的疾病，两者和中的效果非常不错。扁豆除了治疗湿疹外，还可以治疗妇女带下过多，暑湿伤中，吐泻转筋等证。

"小提示"——使用方法

● 平时煮食红枣扁豆汤也可以有很好的养生作用。

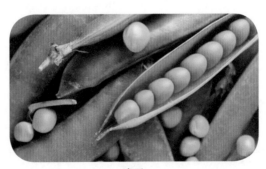

扁豆

"小案例"

高血糖是由于胰岛素分泌缺陷或其生物作用受损，或两者兼有而引起。患有糖尿病时，因长期存在的高血糖，可导致各种组织，特别是眼、肾、心脏、血管、神经的慢性损害和功能障碍。李大娘今年 68 岁，平常没事就喜欢吃一些高糖的食物，有一次体检，尿糖出现了加号，大夫嘱咐王大娘，要减少糖类的进食，要多吃绿色蔬菜，加强锻炼，还有一个好办法，就是多吃蒸南瓜，坚持服用，定期测量血糖。服用一个月后，王大娘的血糖值已接近正常值了。

"小妙招" ——南瓜巧治糖尿病

虽然南瓜是甜的，但它却是糖尿病的克星，南瓜中所含的微量元素钴，能增加体内胰岛素的释放，促使糖尿病患者的胰岛素分泌正常，对降低血糖更是有明显的作用。南瓜所含的三价铬可提高胰岛素活性，改善糖耐量，降低血糖的含量；南瓜还含有锌，锌是胰岛素分子组成成分之一，能促进人体胰岛素的正常分泌。

"小提示"——灵活运用

● 在蒸南瓜的时候,可以灵活地加入一些百合,以新鲜的百合最好。百合有滋阴的作用,配合南瓜,可以更好地降低血糖。

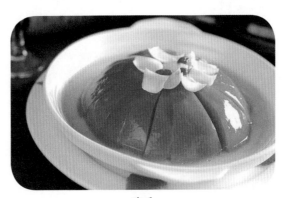

南瓜

78 糖尿病

"小案例"

糖尿病是以血糖升高为主要特征的疾病，常表现为"三多一少"，即吃得多、喝得多、尿得多和体重减少，主要引起眼、肾、心脏、神经、血管的病变。近几十年来，糖尿病的发病率增长迅猛，是当今社会最主要的健康杀手之一。钱教授是个老学究，年轻时就喜欢读书看报，退休之后，更是很少活动，加之生活富足，就渐渐发福了。几天前，钱教授参加学校组织的老干部体检时，查出了糖尿病，这可急坏了钱教授，他对糖尿病的危害可是有所了解的。好在还没有明显的并发症，在医生的建议下，钱教授使用玉米须泡水，两个月后复查，血糖回归正常了。

"小妙招"——玉米须善于降血糖

玉米须俗称"苞米胡子""龙须"，是常见的中药，味甘性平，有利尿消肿，清肝利胆的功效。玉米须含有多种对人体有益的生物碱、皂苷、黄酮，其中所含有的铬元素，能加强胰岛的功能，对糖尿病有着良好的疗效。此外对于下肢水肿、小便淋漓不尽、黄疸、高血压和乳汁不下均有疗效。

"小提示"

● 选取新鲜的玉米须，晒干后，每次取 20g，加开水 500mL 冲泡，代茶饮，每天饮用 1500mL。

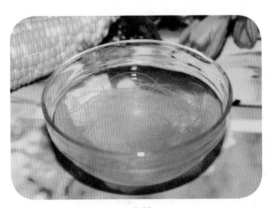

玉米须

"小案例"

类风湿关节炎发病时首先侵犯我们的手指或足趾等小关节处。虽然目前还没有找到确切的、令人信服的病因，但是对于这个疾病，也有着许多巧妙的治疗方法。李阿姨患有类风湿关节炎半年了，每天早上醒来，双手僵硬，无法抓握，甚至有时热胀疼痛，难以忍耐。李阿姨的儿子为了孝顺妈妈，给李阿姨买了雪莲花酒。李阿姨坚持饮用了不到一个月，晨僵的现象就明显改善了，而且手再也没有疼过，逢人便夸儿子孝顺体贴。

"小妙招"——雪莲花专擅治类风湿关节炎

雪莲花是主产于我国青藏高原的珍稀药材，象征着圣洁、坚韧。其主要成分包括多种生物碱、蛋白质、挥发油和黄酮类化合物，能通经活血，散寒除湿，排除毒素，不仅仅对关节炎症有着很好的疗效，还能治疗瘀血痛经（以经期小腹刺痛、经血色黯红、带有血凝块为主要表现）。雪莲花可改善血液循环，美白抗皱，是养生保健的上上之选。

"小提示"

- 取雪莲花一朵，泡入 40 度白酒（500mL）中，浸泡一个月后，每日睡前，服用 15 mL。

- 白酒具有活血化瘀的功效，对于雪莲花治疗类风湿关节炎有促进作用。

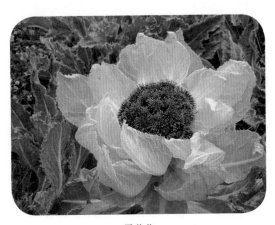

雪莲花

"小案例"

今年，老刘出现了膝关节疼痛的症状，关节周围又红又肿。严重情况下，深夜会因关节疼痛而惊醒。于是，老刘前去风湿免疫科就诊，做了相关检查，结果诊断为痛风。大夫告诉了老刘一个食疗的药方：薏苡仁粥。具体配方为薏苡仁 50g、桃仁 20g、陈皮 10g、粳米 10g，熬粥服用，连续吃了几天后，老刘的膝关节疼痛有了明显的改善。

"小妙招"——巧用薏苡仁除痛风

薏苡仁味甘性淡，有健脾渗湿，除风湿，止泻的功效。薏苡仁能够治疗痛风，能抑制尿酸的合成，从而起到降低尿酸的作用。此外，薏苡仁还能促进机体排出更多的尿酸，将组织上的尿酸盐结晶，温和的析回血液中，再通过尿液排出体外，能有效地净化血液，降低血尿酸。所以，薏苡仁不仅能够促进尿酸的排泄，同时能够抑制尿酸的合成，从根本上治疗痛风。

"小提示"——长期服用

● 薏苡仁力缓，应多服久服，才能达到治疗痛风的目的。

● 食疗过程中，应禁止吸烟、饮酒，禁止食用辛辣刺激的食物。

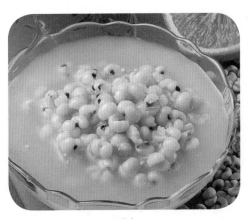

薏苡仁

"小案例"

欣欣这一段时间有一个困扰：皮肤总是出现大小不等的白色风团，小的如麻粒、大的如豆瓣，有时还成块成片，剧痒，时隐时现。并且持续时间长短不一，但一般不超过 24 小时，消退后不留任何痕迹，还伴有发热恶风，遇风或受凉时，痒感就会加重。欣欣于是来皮肤科就诊，经诊断为风寒型瘾疹。大夫给她开了一周的中药，药方为：防风 15g，水煎服。欣欣按此方法服用了一周，身上的风团真的消失了，皮肤也不瘙痒了。

"小妙招"——防风治疗皮肤瘙痒有奇效

皮肤瘙痒一年四季均可发病，老幼都可发病，但多见于成人。饮酒、咖啡、茶、情绪变化、辛辣饮食刺激、机械性搔抓、温暖被褥等都能促使瘙痒的发作和加重。对于上述症状，防风均可治疗，防风的作用为发表祛风，胜湿止痛，主治外感风寒，头痛，目眩，项强，风寒湿引起的关节炎，骨节酸痛，四肢挛急，破伤风等病。此外，本品又有止血、止泻作用，因此可以用于腹痛泄泻，若用于便血、崩漏，一般炒炭应用。

"小提示"——辨证是关键

● 阴血虚者（气色不好、头晕）、热病动风者（身热壮盛，头晕胀痛，两目上翻，手足躁扰）不宜使用防风，血虚痉急或头痛不因风邪者忌服。

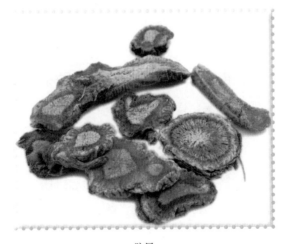

防风

82 皮肤瘙痒

"小案例"

皮肤瘙痒症可由于抓挠出现继发性皮肤损害，如抓痕、血痂等。这个疾病一直以来烦扰着小潘，每次天气变化比较大，或接触了某些物品，或上火时，他的皮肤就会瘙痒，有时还会出现红色的疹子，越抓越痒，痛苦难耐。有一次，小潘的皮肤又出现了瘙痒症状，他来到皮肤科就诊，医生只开了一味中药——白鲜皮，嘱其回家后熬水，每天服用，连续服用了一个星期后，小潘的皮肤就不再瘙痒了。

"小妙招"——巧用白鲜皮治疗皮肤瘙痒

白鲜皮味苦性寒，有清热燥湿，泻火解毒的功效。主要用于治疗湿热疮毒，黄水淋漓，湿疹，风疹，疥癣，风湿热痹，黄疸尿血等疾病。白鲜皮是治疗皮肤病的要药，能够治疗多种皮肤疾病。另外，白鲜皮还可以治疗感冒，初秋的时候，天气转凉，暑热未退，有些人不注意加减衣物，多会有内热感冒的情况，还可能会伴随着痰多咳嗽，鼻子干燥，干渴的情况，这时候可以用白鲜皮来帮忙解除感冒带来的痛苦。此外，取白鲜皮 150g，以水 3L，煮取 1L，分服，耐酒者可用酒、水等分煮之，可以治疗产后中风。

"小提示"

● 服用方法：取白鲜皮 15g，每日 1 剂，水煎服，分 2 次服用。

● 白鲜皮治疗皮肤瘙痒症时，加入一些清热凉血、祛风止痒的药物，效果将更佳。

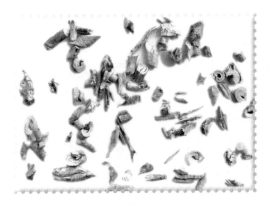

白鲜皮

"小案例"

小李是小学五年级的一名学生，患上了水痘，浑身发痒，满身起水疱，非常难受。由于水痘具有传染性，所以他只能在家里休养。民间有种说法，得了水痘后挺过 21 天就好了，家里人没有让小李这样做。小李的妈妈向一位中医大夫请教了一个治疗水痘的处方：取胡萝卜、香薷各 60g，加入适量的冰糖，煎煮，口服。按照处方，小李连续服用了几天，水痘开始慢慢结痂了。

"小妙招"——香薷巧治水痘

香薷味辛性温，有发汗解暑，行水散湿，温胃调中的功效。《本草衍义补遗》记载："香薷有彻上彻下之功，治水甚捷。肺得之则清化行而热自下。又大叶香薷治伤暑，利小便。浓煎汁成膏，为丸服之，以治水胀病效。"《本草》言："治霍乱不可缺也。"对于治疗夏日的中暑，感冒疗效非常之好。夏日无病代茶饮，还可以祛除口臭。

"小提示"——使用方法

● 香薷为夏月之良药，可在夏日常进食。

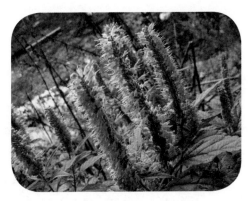

香薷

"小案例"

水痘，大家都非常了解这个疾病，多见于儿童，以 6 ~ 9 岁多见。秋季的时候，小美所在的学校有好多同学起了水痘，学校将这一班的患病同学都送回家隔离一段时间，小美回家后，没几天就开始出现水痘，并且水痘瘙痒难忍，伴有大便秘结，小便短黄，口咽干燥。于是来到医院就诊，医生根据其症状诊断为水痘，嘱家长为孩子服用紫草粥治疗，小美遵其医嘱服用紫草粥，连服一周后奏效。

"小妙招"——巧用紫草透发水痘

紫草味甘、咸，性寒，能够凉血，活血，解毒透疹。紫草粥具体做法为，取原料紫草 10 ~ 15g，甘草 5 ~ 10g，大米 60 ~ 100g，白糖适量。将紫草、甘草洗净，放入锅中，加清水适量，水煎取汁，再加入大米煮粥，待粥熟时调入白糖，再煮一二沸即可，待温服食。紫草粥可凉血退疹，清热解毒。每天煎煮一次，分 2 ~ 3 次，连服 3 ~ 5 日。紫草治疗水痘透发不畅有着神奇的疗效。

"小提示"

● 紫草对于疹子透发不畅有更好的治疗效果。

● 紫草性寒，对于那些平时就食欲不佳，容易腹痛、腹泻的人来说，应减少紫草的使用。

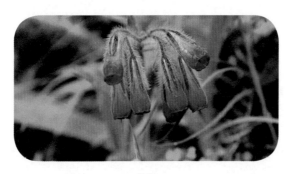

紫草

"小案例"

李先生今年 40 多岁，患有荨麻疹一年多，据李先生讲，一年前，他的手背开始瘙痒，并伴有红色疹子出现，大到钱币大小。起初，他没在乎，只是抹了一些止痒的药膏，可是瘙痒却越来越剧烈，疹子也开始向胳膊、后背、腹部开始蔓延。家里人担心是牛皮癣，就劝他到医院检查，经诊断为荨麻疹，医生嘱其以紫草 30g，艾叶 9g，水煎煮，回去之后李先生喝了 1 周，疹子就下去了不少，1 个月以后痊愈。

"小妙招"——紫草善治荨麻疹

紫草味苦性寒，有凉血活血，清热解毒的功效，多用于治疗各种疹子；艾叶味辛、苦，性温，内服有祛湿的功效。两者配伍，可以治疗各种荨麻疹、湿疹等疾病。紫草对血热毒盛、麻疹、斑疹透发不畅等症也有很好的疗效，可与蝉蜕、牛蒡子、连翘、荆芥等配伍应用；如疹出而色甚深，呈紫黯色而不红活者，是血热毒盛的证候，须以凉血解毒药如牡丹皮、赤芍、金银花、连翘等同用。紫草可预防麻疹，可减轻麻疹症状或减少麻疹发病率。

******一**一药一食小妙招**

“小提示”——使用禁忌

-- 胃肠虚弱、大便滑泄者慎服紫草。
- 《本草经疏》：“痘疮家气虚脾胃弱、泄泻不思食、小便清利者，俱禁用紫草。”

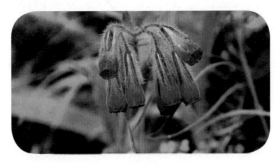

紫草

"小案例"

湿疹作为一种常见的，以剧烈瘙痒为主要表现的皮肤病，成了很多人的难言之隐。火车检修工人梁师傅是一位有着二十余年工作经验的劳动模范，每日工作兢兢业业、任劳任怨。由于要进入火车头内部检修火车，高温、潮湿、不通风成了固定的工作环境，每次检修完成梁师傅都会浑身湿透，大汗淋漓。加之工作环境的卫生条件不佳，顽固性的湿疹成了梁师傅的难言之隐。发作时，大腿内侧时时瘙痒难忍，而且昼轻夜甚，已经严重影响了梁师傅的正常休息。偶然的机会，经同是检修工人的工友推荐，梁师傅使用了马齿苋熏洗的办法，三天后就让原本红肿的湿疹皮丘消失殆尽。

"小妙招"——马齿苋巧治湿疹

马齿苋味酸，性寒，能清热解毒，散血消肿，是常见的药食皆可的药物。马齿苋的食用方法宽泛，依据个人喜好和口味烹饪即可。而且，马齿苋不仅可以治疗湿疹，对多种疾病均有上佳疗效，内服可治疗痢疾便血、女性带下、小便热痛等病症，外用时对于各类疮痈、皮肤顽疾均有上佳疗效，用途广泛。

"小提示"

● 用马齿苋1斤，洗净切段，加水3升，煮沸20分钟后，调至适当温度，浸润、熏蒸或坐浴，每日3次。

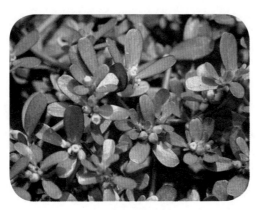

马齿苋

87 手足皲裂

"小案例"

手足皲裂是一种以手脚部位的皮肤干裂、疼痛，甚至出血为主要表现的常见疾患，好发于寒冷干燥的秋冬季节。高中二年级的小杨同学，并没有像其他同龄的女孩子一样，按时的月经来潮，瘦弱的她每到冬季，就手脚冰凉、手足皲裂，疼痛和不美观影响了她的身心发育和学习成绩。父母和老师是看在眼里，急在心头。经邻居介绍，他们找到了当地的一位名老中医，老中医一番诊查后，仅开了红枣芝麻糯米粥，未用针药，就解决了小杨同学的难题。

"小妙招"——妙用红枣治疗手足皲裂

手足皲裂是因脾胃虚寒，或气血不足，导致营养成分难达肢端的表现之一，同时可伴有食欲差、腹胀、腹部冷痛、手脚冰凉、自汗、易疲劳、月经量少、经期延长等症状。应当采用温补脾胃、益气养血的方法来改善症状。红枣芝麻糯米粥中，红枣、糯米益气养血健脾，芝麻滑润肌肤，是标本兼治的食疗粥。经常食用，不仅可以治疗手足皲裂，还能起到美容养颜、延缓衰老的神奇功效。

"小提示"

● 取糯米 50g，红枣 40g，芝麻 25g，依口味加入适量白糖，熬煮成粥，每日喝两碗。

● 裂口出血时，可配合外涂白及膏，以止血生肌。

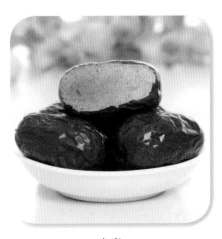

红枣

"小案例"

莉莉已经怀孕 3 个月了，由于孕吐反应，从怀孕之初，胃口就不太好，每次吃很少的饭。最近她感觉乏力、头晕、头痛、并且脸色发白。于是，家人陪其来中医门诊就诊，医生查了莉莉的血常规，结果显示，莉莉得了缺铁性贫血。医生告诉莉莉一个食疗的方子：炖一只老母鸡，加入当归 30g，也可加入适量党参，按此药方，每周食用 3 顿。连续一个月后，莉莉的上述症状有了明显好转，同时胃口也比以前好多了。

"小妙招"——巧用当归治贫血

当归味甘性温，有补血调经，活血止痛，润肠通便的功效。当归的作用有很多，不仅可以补血，而且可以调节血脂、降低血压，同时也可以增强免疫力。另外，当归还能调节子宫平滑肌，对女性有很好的保健和调节作用。食用当归时，如果同时加入老母鸡、党参的话，会对缺铁性贫血有更佳的疗效。此外，单味当归水煎服，还可治疗高血压，所以高血压的患者平时可以通过服用当归水来进行自我保健。

"小提示"

● 上述食疗方法，连续食用至症状消失，若患者为孕妇，在症状消失后应立即停止食用。

● 当患者有泄泻时，不应食用此方。

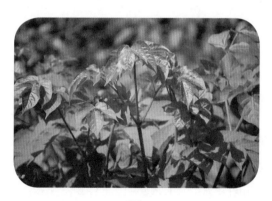

当归

"小案例"

最近，小张出现了头晕的症状，有时还伴有乏力、低热的表现，于是他来到中医脑病门诊就诊，查了脑CT，没发现异常，于是医生建议小张去血液专科做进一步检查，结果显示，小张的白细胞数为 $3.0 \times 10^9/L$，诊断为白细胞减少症，医生开了药方：红枣 10g，红小豆、红皮花生、枸杞子、红糖各 15g，煎水代饮。小张坚持服用了几周，复查时，白细胞数量已恢复了正常值，头晕、乏力等症状也消失了。

"小妙招"——红枣善治白细胞减少症

红枣味甘性温，有补中益气，养血安神的作用。日常饮水时，就可在热水中加入大枣。如果有条件的话，把大枣煮熟，食用大枣、饮用红枣水，将有很好的养血作用。此外，大枣还有美容养颜的作用，民间有"一日食三枣，百岁不显老""要使皮肤好，粥里加红枣"之说。红枣粥的具体做法为取红枣 50g，粳米 100g，同煮成粥，早晚温热食服，对皮肤美容大有益处。

"小提示"

● 红枣可搭配其他养血药，煎水代饮，应坚持服用，平时也可服用红枣水治疗贫血。

● 红枣虽然可以经常食用，但一次最好别超过 20 枚，吃得过量会有损消化功能，引发便秘。

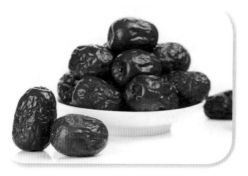

红枣

"小案例"

　　失眠往往会给患者带来极大的痛苦和心理负担。童童是一名女大学生，前几天由于和男朋友闹别扭，生了几天的闷气，生气期间没有胃口吃饭，晚上还睡不好，易醒。这几天与男友和好后，晚上还是睡不好，症状不仅没有好转，还有加重的趋势，每天只能睡 2～3 个小时，白天整个人都没有精神。于是前来门诊就医，医生了解病情后，仅开了一味中药——夜交藤，嘱其煎汤服用，过了一周，童童能正常睡觉了，人也精神了许多。

"小妙招" —— 夜交藤治疗失眠显奇功

　　夜交藤性味甘、苦，有养心安神，祛风通络的功效。夜交藤主要治疗失眠多梦，血虚身痛，肌肤麻木，风湿关节痛，风疮疥癣等症。单味夜交藤煎汤可以起到治疗虚烦性失眠的作用，如果人们表现为失眠、烦躁、手脚心热，可以食用单味夜交藤煎汤。如果加用乌鸡，对治疗顽固性失眠效果将更佳，具体做法为，取乌鸡 1 只，洗净入沸水中焯一下，再用凉水冲洗；再取夜交藤 30g，洗净用纱布包好，装入鸡肚内，将鸡放于锅中，加入适量姜片、食盐、黄酒及水，先用武火烧开，再用文火煲至鸡烂熟，加味精适量即可食用。

"小提示"

● 每日用夜交藤 30g 煎汤服用，连用三天即可见效，后根据情况酌情增加天数。

● 对于顽固性失眠，也可用夜交藤、粳米、大枣及白糖熬粥服用。晚上睡前一小时，趁热食用，连服 10 天为 1 个疗程。

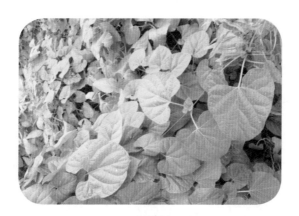

夜交藤

"小案例"

潘先生，52岁，长期失眠，为了能够有助睡眠，曾经采取过多种办法，如早早地上床躺下，听轻音乐等，但是效果都不好，依然入睡困难，夜里经常醒来，更加难以入眠，早晨醒得很早。失眠深深困扰着潘先生，影响了他的身体健康，由于睡眠缺乏导致的精神状态不佳，也严重影响了他的工作和生活。看到自己的父亲因为失眠而导致心神不安，日渐憔悴，潘先生的儿子便去求医治疗，一位中医告诉他吃酸枣仁粥就可以，取酸枣仁15g，粳米100g，煮成粥喝。不到一周，潘先生的失眠症状便大有改善。

"小妙招"——酸枣仁巧治失眠

酸枣仁味甘性平，有宁心安神养肝的功效，酸枣仁多用于食补，主要治疗虚烦不眠，惊悸怔忡，体虚自汗，盗汗等症状，是非常方便而且好用的一味药。酸枣仁能够养心安神，对于心血不足，工作压力大，思虑过多导致的失眠有很好的疗效。酸枣仁为很多人解除了失眠的困扰。此外，酸枣仁与灵芝配伍煮水喝，有镇静、催眠、镇痛、抗惊厥的作用，还有一定的降压作用。

"小提示"

- 凡肝阳上亢，平时急躁易怒，苔黄燥者禁用酸枣仁。
- 患有滑精者禁用酸枣仁。

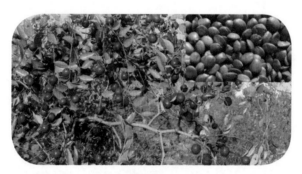

酸枣仁

"小案例"

某三甲医院急诊科的小沈医生，由于长期的超负荷工作，最近三个月已经感冒了三次，而且经常头晕乏力，思维也明显不如以往敏捷，偶尔还会提笔忘字。他自己也知道处在亚健康状态了，身体需要休息，但是急诊科的病人却令他难以割舍。中医科的刘老给他开了一味刺五加叶，让他用刺五加叶泡水喝。果不其然，不出三天，乏力易疲劳的症状就改善了，继续饮用后，其他症状也陆续改善，小沈又生龙活虎地活跃在急诊科的第一线了。

"小妙招"——刺五加善于改善亚健康

刺五加叶含有多种糖类、氨基酸、微量元素，能调节机体紊乱，增强心血管功能，提高免疫力，改善睡眠质量，抗疲劳，让人吃得好、睡得香，筋骨强健，精力旺盛。对于纠正亚健康状态，刺五加叶不逊色于人参、冬虫夏草、燕窝等名贵药材。此外，刺五加叶还有祛风湿，止疼痛的作用，风湿性关节炎的患者也可以常喝刺五加叶茶，有助于恢复健康。

"小提示"

● 亚健康是一种健康状况，是一个临界范畴，介于健康与疾病之间，通常在身体出现了一些让人感到不适的症状，且不足够严重到被确诊为某种疾病时，被描述为亚健康，也被称为"次健康""第三状态"等。亚健康常见的症状包括记忆力下降、注意力不集中、反应迟钝、乏力、易疲劳、情绪不稳定等。

● 选取新鲜刺五加叶，洗净晒干，每泡加入 5 ~ 10g，代茶饮。

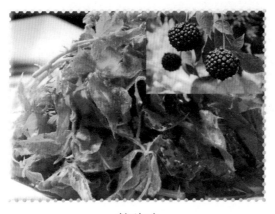

刺五加叶

"小案例"

赵女士因为子女教育问题和夫妻的情感问题导致了情绪低落，郁郁寡欢。其母亲看到自己的女儿这样，经过多方打听，得知蒲公英能够治疗其女儿的疾病。赵女士的母亲便每天给她泡蒲公英 30g，代茶饮。一周之后赵女士的情绪有所好转，变得积极乐观，能够正面去面对和解决问题了。

"小妙招"——蒲公英治疗都市病有奇效

蒲公英味苦性寒，有清热利湿，利尿散结的功效。蒲公英可以用于治疗急性乳腺炎，淋巴结肿大，瘰疬（在颈部皮肉间可扪及大小不等的核块，互相串连），疔毒疮肿，急性结膜炎，感冒发热，急性扁桃体炎，急性支气管炎，胃炎，肝炎，胆囊炎，尿路感染。服用蒲公英可以起到调节情绪的作用，对于着急生气的人来说，将蒲公英用开水冲泡服下，可以起到降火气的作用。此外，蒲公英单用还可以治疗一切毒虫蛇伤。《本草纲目》中记载蒲公英有乌须发，壮筋骨的作用。平时以蒲公英代茶饮，也不失为一种养生保健的好方法。

"小提示"

● 都市病是近几年才兴起的说法，主要指在精神匮乏的基础上表现出来的各种情绪反应，从医学角度上讲，就是一种亚健康状态，都市病本质上是一种心理疾病。

● 阳虚外寒，脾胃虚弱者（怕冷，食欲差的人）禁用。

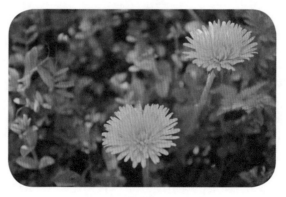

蒲公英

"小案例"

亚健康人群在稍作活动后，就会出现疲乏无力的现象，往往需要立刻休息甚至服用药物才能得到缓解。小秦是个网店店主，资深宅女，整天是大门不出二门不迈，睡醒就坐在电脑前上网、看店，最近一段时间，思维越来越缓慢，反应越来越迟钝，尤其稍微做点家务，就气喘吁吁，疲乏无力，像个老年人。秦妈妈听说仙鹤草茶能补虚，就买了一些，并督促小秦坚持饮用。一个多月下来，小秦就又生龙活虎了。

"小妙招"——巧用仙鹤草改善疲乏无力

仙鹤草茶由仙鹤草和大枣组成。其中仙鹤草，又名脱力草，专擅治疗疲劳、脱力，配合上大枣健脾补血的功能，对于那些稍微活动就气喘吁吁、疲劳乏力的人群而言，简直是必备的养生茶。此外，仙鹤草还有很多的神奇功效，比如能收敛止血，对于一些咯血、吐血、崩漏等出血性症状，均能起到很好的止血效果。更特别的是，仙鹤草还能治疗疟疾和痢疾。

"小提示"

● 取新鲜干燥的仙鹤草 50g，新鲜大枣 30g，加水 2000mL，大火煮沸后，小火煎汤至 1500mL，每天饮尽。

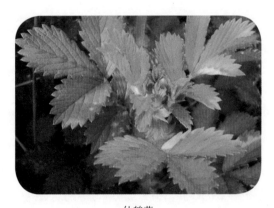

仙鹤草

"小案例"

张先生，33岁，由于平时不注意保健牙齿，导致了比较严重的牙龈炎。他的牙龈经常出血，牙根逐渐外漏，牙齿开始松动，吃东西很不方便，影响了正常的生活。他的邻居告诉他一个验方：取鸡矢藤100g，加水2000mL，另加瘦猪肉200g，同煮2小时，不放盐，吃肉喝汤，分2次吃完。每日1剂，如1剂痛止，再如法用2剂，以巩固疗效。张先生按照医生的处方，连续服用了2剂，果然痊愈了。

"小妙招"——鸡矢藤治疗牙龈炎有奇效

鸡矢藤味甘性平，微苦，有祛风利湿，消食化积，止咳，止痛的功效。俗话说牙疼不是病，疼起来真要命。鸡矢藤能够有效缓解牙龈炎导致的疼痛。中药虽然能够治疗牙龈炎，但是平时还需注意多保持牙齿健康，预防大于治疗。鸡矢藤还可用于治疗风湿筋骨痛，跌打损伤，外伤性疼痛，腹泻，痢疾，消化不良，小儿身体虚弱，肺结核咯血，肝胆、胃肠绞痛，黄疸型肝炎，支气管炎，放射反应引起的白细胞减少症，农药中毒；外用可以治疗皮炎，湿疹及疮疡等皮肤病。

"小提示"

● 鸡矢藤既可以内服，又可以用于外敷。

● 鸡矢藤外用治疗疾病时，一般用量为 15 ～ 30g，捣烂敷于患处。

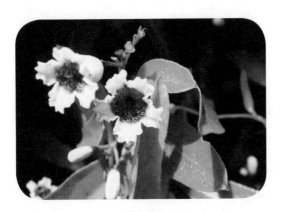

鸡矢藤

96 流行性腮腺炎

"小案例"

7岁的佳佳突然出现了左腮腺肿大，开始的时候没太注意，后来出现了意识不清醒，继而出现了抽搐，并且伴有发热、头痛的症状。佳佳出现了如此严重的疾病，可急坏了她爸爸，他赶紧把女儿送到医院就诊，经诊断为流行性腮腺炎。医院要求住院治疗，爸爸不愿让女儿在医院内接受西医治疗，便寻求中医的治疗方法，中医大夫告知他用蛇蜕0.3～0.6g研末吞服，可以治疗流行性腮腺炎。遵照医嘱，佳佳的腮腺炎一周就痊愈了。

"小妙招"——巧用蛇蜕治疗流行性腮腺炎

蛇蜕，味咸、甘，有祛风，定惊，退眼部翳膜，解毒的作用，主要治疗小儿惊风，抽搐，流行性腮腺炎。蛇蜕研末内服治疗流行性腮腺炎效果极佳，属于民间验方。蛇蜕用温酒服还可以治疗小便不通。蛇蜕还能杀虫，故可治疗寄生虫病。蛇蜕治疗疔疮的具体做法有两种，第一种为取蛇蜕皮如鸡蛋黄大小，以水四升，煮三四沸，去渣，顿服；第二种方法为烧蛇蜕皮灰，以鸡蛋清和好，外涂。

"小提示"——使用禁忌

● 孕妇忌服蛇蜕。

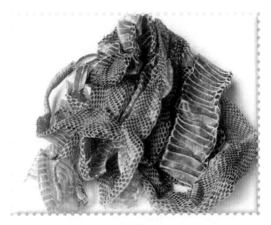

蛇蜕

"小案例"

随着气候的变暖，中暑的发生率逐年升高。中暑作为一种急性证候，发生后应当及时、正确地处理，以防止发生意外。暑假的一天中午，烈日炎炎，严同学和朋友相约到街头篮球场打球，酣畅淋漓，尽兴而归。由于天气潮湿炎热，加上运动量过大，小严回到家后发生了头晕、眼花、恶心、呕吐、乏力的现象。严同学的奶奶凭借多年的生活经验，得知小严是中暑了，于是她做了一碗红糖绿豆沙，让小严服下，半小时后就缓解了症状。

"小妙招"——红糖绿豆沙巧治中暑

中暑是夏月时节，由于天气、环境等因素引发的常见疾病，常见症状包括头晕头痛、眼花耳鸣、大量出汗、口渴、恶心胸闷等。西医学治疗中暑时，主要采用物理降温和补充电解质的方法。中医学认为，暑邪为患，兼具湿邪与热邪的特性，治疗当采用清热滋阴，益气祛湿的办法。红糖能补益和中，绿豆有清热养阴除湿的功效，两者合用，是治疗轻症中暑的便捷妙法。

"小提示"

● 取红糖、绿豆各 20 克，先将绿豆洗净煮烂，捣碎如泥，再用文火煎至无汤，再加入红糖调味。

● 出现中暑后，应当先到阴凉通风处休息，饮用盐糖水以补充体力。

● 重症中暑时，如出现高热不退、神志昏迷、心动过速等症状，应当及时到医院就诊。

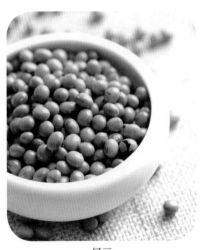

绿豆

98 鱼蟹毒

"小案例"

小陈约了几个好朋友到经常去的夜市吃海鲜，但回家后开始肚子痛，还伴有恶心、呕吐的症状，家人急忙把他送到了急诊，医生检查后告知他这是中了鱼蟹毒，输液后，可口服中药解毒，以清除体内残留的毒素。医生嘱其用紫苏煎服，连续服用1～2个星期。照此方法，一周之后，小陈又恢复了健康。

"小妙招"——巧用紫苏解鱼蟹毒

现在的海洋污染是非常严重的，而几乎所有的海洋生物对水中的毒素都有蓄积能力，人类会因为食用了含有镉、铜、锌等有毒物质的鱼虾而出现中毒症状。此外，过量食用鱼、蟹等海鲜也会引起中毒。紫苏，性温，有解表散寒，行气宽中，解毒的作用。对于进食鱼蟹中毒而导致腹痛吐泻者，紫苏能和胃解毒，清除体内的毒素，使人体恢复健康。另外，由于紫苏既能发汗散寒以解表邪，又能行气宽中以解郁止呕，故对风寒表证而兼见胸闷呕吐症状者，具有更好的疗效。

"小提示"——不宜久煎

● 本品易挥发，故不宜久煎。

● 可单用本品煎汤服，或配伍生姜、陈皮、藿香等药同用。

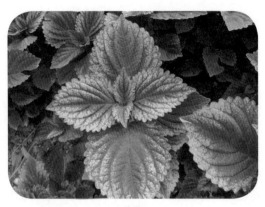

紫苏

99 解酒

"小案例"

白领小张荣升为经理后，职位高了，出去应酬的事情自然也多了，这就避免不了喝酒，每次回家后，小张都是醉醺醺地回来，小张的妻子很是担心他的身体健康，害怕久而久之会出事，所以每次小张喝醉酒回来，妻子都会让小张服用解酒汤，大大减少了小张酒醉后的头晕、呕吐症状。具体的方法是：用葛花根（葛根）20g，泡水喝。如酒醉时，也可以用这个办法醒酒。很多解酒药的主要成分都是葛花根。

"小妙招"——葛根解酒显奇功

葛根，性凉，有退热，透疹，生津止渴，升阳止泻的作用。葛根能提高肝细胞的再生能力，恢复肝脏的正常功能，促进胆汁分泌，防止脂肪在肝脏堆积。很多解酒药的主要成分中都含有葛根提取物。中草药解酒有独特的效果，常见的解酒药物有：葛花、葛根、葛谷（葛的种子），俗话说"千杯不醉葛根花"，说明葛根具有很好的解酒功效。解救方法为，一是可以直接买葛根花泡茶喝，在酒桌上就可以备上；还有一种方法就是直接买葛根泡水喝，可以促进排尿。

"小提示"——经常使用

● 对于经常醉酒的人来说，葛根绝对是个宝，如果经常喝酒，葛根应长期服用。

● 尽量减少喝酒，毕竟喝酒过量会伤害身体。

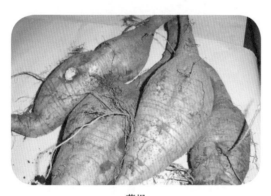

葛根